海派儿科推拿

（修订版）

金义成　编著

马慧筠　协编

上海科学技术出版社

图书在版编目（CIP）数据

海派儿科推拿（修订版）/金义成编著．—2版．—上海：
上海科学技术出版社，2014.1（2024.4重印）
ISBN 978-7-5478-2010-0

Ⅰ．①海…　Ⅱ．①金…　Ⅲ．①小儿疾病－按摩疗
法（中医）②婴幼儿－保健操　Ⅳ．①R244.1②R174

中国版本图书馆CIP数据核字（2013）第237805号

海派儿科推拿（修订版）

金义成　编著

上海世纪出版（集团）有限公司
上海科学技术出版社　　出版、发行
（上海市闵行区号景路159弄A座9F-10F）
邮政编码201101　www.sstp.cn
浙江新华印刷技术有限公司印刷
开本889×1194　1/32　印张8
字数：218千字
2010年1月第1版
2014年1月第2版　2024年4月第13次印刷
ISBN 978-7-5478-2010-0/R·655
定价：25.00元

本书如有缺页、错装或坏损等严重质量问题，
请向工厂联系调换

内容提要

推拿是中医药临床医学的重要组成部分，小儿推拿又是推拿学科中的重要分支。

本书介绍的"海派儿科推拿"，既传承传统推拿之精髓，保持原有小儿推拿之特征，又体现上海的海纳百川、融汇百家、兼收并蓄、扬长补短等人文精神和学术风格，不断消化旧识，不墨守，不泥古，不断创新，与时俱进。

其内容上，改传统小儿推拿八法为新十法；在治疗上，变"痛则不通，不通则痛"的病机为"痛则通，不痛则不通"的治法；在治疗小儿慢性疾病时强调"固本归元"，符合现时病家的自主意识和保健意识。全书介绍了55种小儿疾病的推拿治疗和5套保健操，突出实际操作手法，图文并茂。最后附选15种小儿推拿歌赋，以便读者掌握和临床应用。

修订说明

自拙著《海派儿科推拿》于 2010 年 1 月初次发行以来，不仅目前已难求购，且时有专业人士和孩儿家长询问，何处尚能有售？之所以如此，恐怕不一定在于这本书写的如何，而与当今社会对健康日益重视有关，对儿童的健康更为重视有关。

事实上，现代服务业的一个重要内容就是健康服务业，目前健康服务业尚较薄弱，还不能满足社会需求。健康服务业包括医疗、预防、康复、养生等内容。依本人五十年的工作经验，中医推拿对小儿的健康具有明显优势，能发挥较大作用。

这本书的修订再版不仅改正了初版中的差错，还就有些内容作了补充。愿它的再次发行能对儿科推拿工作者有所帮助，还能对从事小儿健康养生行业的人士有所启迪。

并祈望继续得到识者批评指正。

金义成

2013 年 9 月

卷首语

中医推拿是中医药临床医学的重要组成部分，经历代医家的探索、实践、继承和发扬，逐渐形成为一门理论研究和临床实践相结合的、系统完备的学科，以其独具特色的治疗方法和手段、显著的治疗效果受到海内外医学界的重视和广大患者的瞩目。

小儿推拿是中医推拿学科中的一个重要分支，因其效果显著，先贤赞其为"神奇外治法"，又为中国所特有的自然疗法。

小儿推拿不仅为推拿专业人士所用，还被中医儿科医家所取，更为民间所爱。

"海派儿科推拿"是指发生、发展在上海这一特定地域的中医小儿推拿，以中医历史和文化为魂，因其特色和特点，而冠以"海派"之名，这是有派之谓；而上海所体现的海纳百川、融汇百家、兼收并蓄、扬长补短等人文精神和学术风格，广泛吸取各个流派的学术经验，不计较门户之见，又使海派无派。所谓海派推拿的有形，是指其传承中医传统推拿的精髓，保持原有小儿推拿的特征，万变不离其宗；而在其发展过程中，乃不断消化旧识，不墨守，不泥古，与时俱进，不断创新，这是无形之谓。

海派儿科推拿乃至整个中医药，与其他国画、国剧等国粹一样，目前都受到严峻的挑战，因为其"土"而被一些所谓"有识之士"而不顾。作为一个专业工作者可以不看别人眼色行事，但必须以自己的努力使国宝发扬光大。"土"即是真，让我们在实践中求真求是。

人们常说，中医是一门经验医学，对于中医临床学科而言，则尤为如此。无论教学和科研，均离不开临床实践，否则就是舍本求末而变成无根之木、无源之水。

《海派儿科推拿》一书就是根据本人从事四十多年临床和教育工作中所积累的经验和感悟，随着时间的推移，对一些问题的认识也不断深化和修正，并广泛汲取各家之长总结而成的。至于本书有什么特点、有什么新的内容？又有哪些学术价值和实用价值？应当由读者去评价。

总之，在本书中将力求反映海派儿科推拿在手法应用和理论方面的特色，藉以回报社会、惠及民生。并期望得到批评指正，共同为中医推拿事业的发展而努力，为儿童的健康事业而尽绵薄之力。

金义成

二〇〇九年十月

目 录

第一章　概　　论

中国是一个历史悠久和具有优秀文化传统的国家,是世界文明古国之一。随着历史演进和时代的发展,中国医药学也在不断发展和提高,不仅积累了丰富的临床实践经验,还形成独特的完整的理论体系。中医学的分科也越来越细。小儿推拿学就是在中医推拿学、儿科学的基础上发展和形成的。它对小儿保健、预防和医疗起着十分重要的作用。

一、海派儿科推拿的形成

按摩是人类最早的医疗方法之一。手不仅是劳动的产物,也是劳动的工具。当人类在生产劳动和生活中,遇到损伤和寒冷时,就会很自然的用手去抚摩,恩格斯在《自然辩证法》中说:"摩擦生热在实践上是史前的人就已经知道的了。因为他们也许在十万年前就发现了摩擦取火,而且他们在更早就用摩擦来使冻冷了的肢体温暖"。

经过手的抚摩,觉得疼痛和寒冷减轻或消失,从而认识了抚摩的作用。这些抚摩的方法,为推拿学的形成和发展奠定了基础。

在中国古代文献中,有不少关于医药起源的传说,其中有伏羲制九针的故事。九针中就有用于按摩的"圆针"和"锃针"。从社会发展来看,砭石和针具的产生应和最早的推拿方法有关。

早在公元前 14 世纪,关于推拿和儿科的知识已有文字记载。在从商代殷墟出土的甲骨文卜辞中就有专指推拿和儿科的记述。如"殷(㱃)"字,就像人内脏有疾病,用手、用按摩器以治之;"付(㕛)"字,就是像用手抚摩腹部之形;"医(醫)"字中含有按摩的象形表意。卜辞中还有小儿常见病龋齿的"龋"字等等。

　　战国时期,秦国名医扁鹊就曾经用按摩、针砭、汤熨、药物等综合疗法治愈了赵太子的危险病候。扁鹊博学多能,时而为"带下医"、时而为"耳目痹医"、时而为"小儿医"。

　　从马王堆三号汉墓中出土的秦汉以前的有关医学文献的帛书《五十二病方》中,有"以匕周揖婴瘛所"治疗"婴儿瘛"和"癃"的记载,是目前所知最早的儿科推拿记载。

　　《内经》是我国现存最早的医学经典,成书约在战国末期,其中不仅有许多按摩的记载,也有不少关于儿科方面的记述。

　　如《素问·异法方宜论篇》:"中央者,其地平以湿,天地所以生万物也众,其民食杂而不劳,故其病多痿、厥、寒、热,其治宜导引按摩,故导引按摩者,亦从中央出也"。《素问·血气形志篇》"形数惊恐,经络不通,病生于不仁,治之以按摩醪药"。《素问·举痛论篇》:"寒气客于肠胃之间,膜原之下,血不得散,小络急引,故痛。按之则血气散,故按之痛止"。

　　又如《灵枢·卫气失常》篇:"十八已上为少,六岁已上为小"。《灵枢·逆顺肥瘦》篇:"婴儿者,其肉脆血少气弱"。《内经》中不仅对儿科范围的划分和体质特点作了描述,还对小儿生长发育的过程有了论述。如《素问·上古天真论》指出:"女子七岁,肾气盛,齿更发长"。"丈夫八岁,肾气实,发长齿更"。

　　总之,《内经》作为一部最早的中医学经典,为中医各科提出了理论的指导。

　　《汉书·艺文志》中不仅有按摩专著《黄帝岐伯按摩》十卷的记载,还有《妇人婴儿方》十九卷。

　　据《史记·扁鹊仓公列传》记载,西汉名医淳于意,曾以"下气汤"治婴儿"气鬲病";《三国志》中记载华佗用"四物女宛丸"治小儿"下利病"。

　　后汉张仲景创造性地提出了包括理法方药在内的辨证论治的理论体系,他所创的治伤寒 113 方、治杂病 216 方,被临床各科广泛沿用至今。在《金匮要略》中,他指出"膏摩"是古之方法,具有"勿令九窍闭塞"的功效。还首次记述了用人工呼吸和胸外心脏按摩的方法救治自缢死的病人。

两晋南北朝时,保健按摩时尚,在当时的一些著名养生论著中有不少这方面的内容。儿科著作也出现不少,如王末钞的《小儿用药本草》二卷,《杂汤丸散酒煎薄贴膏汤妇人少小方》九卷,《徐叔响疗少小百病杂方》三十七卷,《范氏疗小儿药方》一卷等等。

葛洪在《肘后备急方》最早记述了危害小儿最大的"天行发斑疮"(天花)的典型症状和流行特点。值得提出的是,他在书中所记述的用指甲掐刺人中"救卒中恶死"的方法,以及用拈脊和颠簸法救"治卒腹痛"的方法,也是现今小儿推拿临床所用的行之有效的方法。

据《隋书·经籍志》所载,南朝时已设有小儿科。当时设有"太医署",《隋书·百官志》记载当时的太医署中有对学员进行教学的按摩博士,还有按摩师、按摩工、按摩生等职别。《唐六典》中说按摩科学生由按摩博士负责教授"消息引导之法,以除人八疾,一曰风、二曰寒、三曰暑、四曰湿、五曰饥、六曰饱、七曰劳、八曰逸,凡人支节脏腑积而疾生,宜导而宣之,使内疾不留、外邪不入。若损伤折跌者,以法正之"。由此可见,当时的推拿科不仅是高等学府中的科目,而且主治范围广泛,其治疗手段除推拿外,还包括导引和正骨。

隋唐时期,各医学专业的学制不尽相同,如体疗(内科)为七年、疮肿(外科)、少小(小儿科)为五年、耳目口齿为四年、角法(拔火罐)为三年。

隋代巢元方所撰《诸病源候论》五十卷,分 67 门,1 720 论,几乎每卷之末有按摩导引的方法。其中专论小儿诸病的六卷,计 252 候,对小儿诸病的认识和征候的描述都较详细。

唐代孙思邈撰写《千金要方》、《千金翼方》各三十卷。《千金要方》中有"少小婴孺方",载有儿科方 320 首,《千金翼方》中有养小儿、小儿杂病等记载。并有不少用于小儿的膏摩方,如《千金要方》中说:"治少小新生肌肤柔弱,喜为风邪所中,身体壮热,或中大风,手足惊掣,五物甘草生摩膏方。……小儿虽无病,早起常以膏摩囟上及手足心,甚辟寒风。"又如"治逆生方"、"除热丹参赤膏方"、"治少小腹胀痛方"、"治小儿重舌方"、"治小儿闭塞不通及涕出方",还有用葱管击打法治小儿出生不啼的方法。

王焘的《外台秘要》中第三十五、三十六两卷"小儿诸疾"专卷,载儿科用方达 400 首之多。该书指出："小儿夜啼至明不安寐……亦以摩儿头及脊,验。"

另据《诸病源候论》卷四十五中记载:"中古有巫方,立小儿《颅囟经》,以占夭寿,判疾病死生,世所相传,始有小儿方医。"但经考证,《颅囟经》是我国现存最古的儿科专著,可能出于唐末宋初。该书中提出了小儿为"纯阳"之体的观点,论述了小儿脉法,以及关于小儿惊、疳、癫、痫、痢的证治。

唐代王超在《水镜图说》中记述的小儿指纹诊法,是最早的验指纹法,为小儿病诊断法的一种。

宋代,儿科从少小科改称为小方脉科,已成为一个专科。中医儿科学的独立发展虽然始于晋唐却盛于宋。两宋时期,儿科专著日益增多,儿科学理论体系渐臻完善。《太平圣惠方》对天花和麻疹的发病病机作了初步分析,该书中指出:"腹热生于细疹,脏热生于痘疮。"约在公元 10 世纪时,四川峨眉山人发明了用鼻吹痘苗法预防天花的方法。北宋名医钱乙总结出小儿面部望诊的"面上证"、"目内证"。对急慢惊风有较详的论述,并明确区别惊和痫。对小儿的生理病理均有独到的认识,他认为胎儿在母腹中时是"五脏六腑,成而未全",出生之后是"脏腑柔弱"、"全而未壮",而且小儿得病之后,具有"易虚易实,易寒易热"的特点。钱乙在临床上,明"五脏所主",创立了五脏证治法则,总结了一套五脏辩证的方法。由于钱乙在儿科方面的显著成就,故而被后人尊称为"儿科之圣"。流传下来的宋代儿科名著有《小儿药证直诀》、《小儿卫生总微论方》、《小儿病源方论》、《幼幼新书》等。当时的医学巨著《圣济总录》中有"小儿门",共十六卷。

按摩在宋代,虽未列入医学分科,但有关论述并不少见。在《太平圣惠方》、《圣济总录》中均有很多膏摩方,《圣济总录》中还对按摩作了专门的论述。小儿推拿在民间应用也较多,苏轼在《苏沈良方》中记有河北赵郡一老翁用掐法治脐风时说,"此翁平生手救千余儿","应手皆效"。

中国医药学在金元时期又掀起了一个百家争鸣的高潮,当时名医辈出,各家专长对儿科的发展具有积极的意义。如寒凉派代表刘河间在《宣明论方·儿科论》中说:"大概小儿病者纯阳,热多冷少也。"善于攻下的张子和提出"养生当论食补,治病当论药攻"。善用温补的李东垣,他的脾胃学说,在儿科中应用很多。滋阴派的朱丹溪,首创"阳常有余,阴常不足"之说,认为"乳下小儿常湿热多","小儿食积、痰热、伤乳为病,大概肝与脾病多","小儿易怒,故肝病最多。肝只是有余,肾只是不足"。这些医家的学术思想,都对儿科理论的丰富起了重要的作用。还要说明的是,当时曾世荣所著的《活幼新书》不仅有利于启蒙学者,并能大致反映出金元时期儿科学的概况。

小儿推拿最早的著作《按摩经》(又称《小儿按摩经》)被收在杨继州编的《针灸大成》(1601年)之内。《按摩经》为四明陈氏所编著。陈氏依据中医传统理论,提出治病当"视病之虚实,虚则补其母,实则泄其子"。并认为"小儿之疾,并无七情所干,不在肝经,即在脾经;不在脾经,即在肝经。其疾多在肝、脾两脏。"在诊法上,陈氏指出当"先观形色,切脉次之",还强调了验指纹的方法。在辩证上,提出要"先别五脏,各有所主,次探表里虚实之由"。对小儿推拿穴位,除日常通用的经络穴位之外,记载了数十个特定穴位。小儿推拿手法有十数种,除掐揉按穴之法外,还有推、运、搓、摇、摩等等,并有复式操作法十八种。对于小儿推拿认为是"以手代针之神术也,亦分补泻"。此外,对于小儿初生调护也论之甚全。总之,陈氏在其著作中对小儿推拿从诊法、辩证、穴位、手法、治疗方法作了全面系统而简明的论述,对后世小儿推拿的发展起了十分重要的作用。

明代另一本小儿推拿专著《小儿推拿方脉活婴秘旨全书》(1604年)系太医龚廷贤所著,是流传最早的单行本。龚廷贤,字子才,号云林,江西金溪人。该书分为三卷,其书宗钱乙的学术思想,并对小儿蒸变、病因病机、推拿穴位、手法、治疗方法均有阐述。特别是对小儿推拿十二手法(复式操作法)论之甚详。该书曾被曹炳章先生誉为"推拿最善之本"。他还著有《神杏仙方》、《本草炮制药性赋定衡》、《鲁府禁方》、《眼方外科神验全书》、《万病回春》、《云林神毂》、《寿世保元》等书。

1605年出版的《小儿推拿秘诀》,是周岳甫所编著。周岳甫,字于蕃,蒲圻(今湖南东北)人。其著先后四次刻行,对后世影响很大。清代张振鋆在其所编著的《厘正按摩要术》中引用甚多。其书除诊法、推拿手法、穴位等等之外,尚有推拿汗吐下说、节饮食说、字法解。

还应指出的是明代除上面提到的三本小儿推拿专著之外,更早将小儿推拿作为专门论述的有《袖珍小儿方》。《袖珍小儿方》(1413 年),原为徐用宣辑明以前小儿诸家验方,分 72 门,共 624 方,各证齐备。卷十中有"秘传看惊掐惊口授手法诀"、"穴道诀·手穴经络图"、"男左女右图"、"穴道脚面图"、"家传秘诀"、"总穴图·辨证穴法"、"入门看法秘诀"、"杂症诀法"、"消肿方"等等。在卷一中有许多诊法歌诀,如"入门候诀"、"察形色之图"、"命门部位歌"、"小儿无疾病歌"。从其以后印行的小儿推拿著作来看,有不少是受其影响的,有些内容和该书大同小异。由此可见早在元代已有专门小儿推拿著作,可惜佚失不见。至1574 年又经庄应琪加以增补为《补要袖珍小儿方论》。

明代儿科学又有新的发展,当时的名家大都继承前人的学术思想,并有所发展。如薛己在辨证时,特别重视脾肾以及脾肾与各脏之间的关系,他说:"凡脾之得病,必先察其肝心二脏之虚实而治之。概肝者脾之贼,心者脾之母也。"又如另一儿科名医万全,在钱乙"五脏所主"的基础上,提出"肝常有余、脾常不足","心常有余、肺常不足","肾常虚"的观点;并效法东垣,重视调理脾胃,认为"五脏以胃气为本,赖其滋养……如五脏有病,或补或泻,慎勿犯胃气"。

此外,明代儿科学的发展,还见于对小儿痘疹的防治方面。专著有《痘疹金镜录》、《痘疹心法》、《痘疹慈航》、《痘疹心印》等。

清代中医小儿推拿的发展,主要表现在有关著作增多和诊疗水平的日益提高。可以说小儿推拿学始于元明而盛于清。

清代小儿推拿专著影响较大的,有熊应雄的《小儿推拿广意》、骆潜菴的《幼科推拿秘书》、夏云集的《保赤推拿法》、徐崇礼的《推拿三字经》、张振鋆的《厘正按摩要术》。此外,还有夏鼎的《幼科铁镜》,以及陈复正的《幼幼集成》。

熊应雄,字运英,东川(四川东部)人。他所编著的《小儿推拿广意》(1676 年)共分上、中、下三卷。上卷首列总论,说明治疗"当分六阴六阳,男左女右,外呼内应",并认为"推拿一道,真能操造化夺天功"。次叙各种小儿诊法,并特别强调望、闻二诊的重要性。再是推拿穴位和操作方法,图文并茂。卷中分述 20 门儿科常见病诊及其推拿方法。卷下列举常用方剂 180 多个。

骆潜菴,字如龙,历阳(今安徽和县)人。著有《幼科推拿秘书》五卷,是书著于 1691 年,刊于 1725 年。该书文理通顺且简要,插图清晰。其中除有 42 种推拿法之外,还有十三大手法(复合操作法),并对小儿推拿特定穴位与经络的关系作了初探。

钱檖村,辑《小儿推拿直录》(1794 年),对 16 种病证的推拿治疗介绍,文字简捷,绘图甚清。

徐崇礼,字谦光,号秩堂公,登州宁海(今山东半岛东部)人。他所编著的《推拿三字经》(1877 年),以三字为句,通俗易记。其治疗方法具有取穴少而操作次数多的特点。书前有推拿代汤药的歌赋。

夏云集,字英白,号祥宇,新息(今河南西县西南)人。他著的《保赤推拿法》(1885 年)简要实用,虽然仅有 86 种推拿方法,但对后世有一定的影响。如《推拿抉微》、《增图考释推拿法》就是以此书为蓝本而编写的。

张振鋆,原名醴泉,字筱衫、广文,号惕厉子,宝应(今江苏宝应)人。著有《厘正按摩要术》(1888 年)四卷。卷一除常用诊法辨证之外,还有诊胸腹法,尤能补先贤之缺漏,充医家之识见。卷二子集先贤外治良方。卷三经络穴位绘图详尽。卷四列有 24 种病证。该书主要内容虽出于周于蕃的《小儿推拿秘诀》,但经其厘正增补后更为充实,还首次提出了小儿推拿八法。该书另一突出之处是所辑前人资料,均载明出处,为后人学习和研究小儿推拿提供了很好的资料和方法。该书与《小儿推拿广意》、《幼幼推拿秘书》都曾历经刻行。1922 年上海孚华书局印行时,该书被易名为《小儿按摩术》。张氏另著有《痧喉正义》。

夏鼎,字禹铸,号卓溪叟,安徽省贵池县人。据《贵池县人物志》载:"夏鼎,字禹铸,康熙八年武举。精岐黄术,尤善为小儿医……著幼科铁镜六卷,精理奇方,多前人所未发,海内传之。"《幼科铁镜》(1695 年)一书,很多出自于他的切身经验。书前提出"九恨"、"十三不可学"、"十传",提倡医事道德。主张以望面色、审苗窍的方法辨别脏腑的寒热虚实,对望指纹和某些推拿穴位(如三关、六府)的位置和方法、惊风的立名提出了异议。夏氏擅长小儿推拿,认为有些小儿病,可以以推拿代药。书中的"推拿代药赋"为研究推拿的功效是可取的。尽管该书并非推拿专著,但后世小儿推拿引用甚多。

陈复正,字飞霞,广东省惠州人。编纂有《幼幼集成》(1750年)六卷。陈氏对望小儿指纹既不全面肯定,也不全盘否定,进行了客观的分析,他所归纳的"当以浮沉分表里、红紫辨寒热、淡滞定虚实"为后世所采纳。他还主张小儿勿轻易服药,应取综合治疗。书中介绍的"神奇外治法",是行之有效的小儿推拿法。

此外,清代另一本小儿推拿专著《推拿指南》系河南南阳唐元瑞(字系祥)根据自己的心得体会,并选以往小儿推拿专著的精微于1905年编撰而成,共分七卷。前五卷辑自各家,第六卷为药物性味、十八反、十九畏及汤方。增补的第七卷甚有特色,主要是各种眼疾的推拿治疗方法,计有61种,这是以前推拿专著中少见的,为推拿治疗眼病提供了资料。

值得重视的还有一本《理瀹骈文》(1865年),该书由清"薄贴专家"吴尚先(原名安业、字师机,1806—1886年,浙江杭州人)编著,共计六卷。该书虽不是推拿、儿科专著,却是一本论述外治法的重要著作。作者不仅在书中批驳了一些人所谓"外治非前贤所尚,其法多有未备"及"外治为诡道以欺世"的谬论,并指出"外治之理,即内治之理"。其致力研究和总结的各种外治法,特别是有关"煎抹"和"炒熨"等法,对推拿有很好的参考价值。

总之,历代不仅许多儿科著作中有推拿方法,明清以来又有了不少小儿推拿专著(见表1)。

民国时期,由于当时政府采取排斥和歧视中医的政策,甚至于妄图取缔中医,使中医濒于绝境。但由于中医学本身具有强大的生命力,它深深扎根于民众之中,有广泛的群众基础,加之中医界的团结奋斗,虽然中医面临着非常困难的局面,中医仍有一定程度的发展。这个时期出版的小儿推拿著作有《推拿易知》、《推拿抉微》、《窍穴图说推拿指南》、《增图考释推拿法》、《推拿捷径》、《小儿百病推拿法》等十数种,还翻刻印行了一些明清时期的小儿推拿专著。

中华人民共和国建立后,由于国家的重视和中医政策的贯彻,中医

表 1　历代主要中医儿科及儿科推拿论著简表

书　名	年代(公元)	作　者
诸病源候论(小儿杂病诸候)	610 年	隋代巢元方
备急千金方(少小婴孺方)	7 世纪中叶	唐代孙思邈
千金翼方(小儿)	7 世纪末	唐代孙思邈
外台秘要(小儿诸病)	752 年	唐代王　焘
颅囟经	唐末宋初?	不著撰人名氏
太平圣惠方(小儿病)	992 年	宋代王怀隐
圣济总录(小儿门)	1111—1117 年	宋代
小儿药证直诀	1023—1104 年	宋代钱　乙
小儿斑疹备急方论	1092 年	宋代董　汲
幼幼新书	1150 年	宋代刘　昉
小儿卫生总微论方	约 1156 年	宋代佚名氏
活幼心书	1252—1330 年	元代曾世荣
袖珍小儿方	1413 年	明代徐用宣辑
保婴撮要	1555 年	明代薛铠、薛己
幼科发挥	1579 年	明代万　全
按摩经(见《针灸大成》)	1601 年	明代四明陈氏
小儿推拿方脉活婴秘旨全书	1604 年	明代龚廷贤
小儿推拿秘诀	1605 年	明代周于蕃
证治准绳(幼科)	1607 年	明代王肯堂
小儿推拿广意	1675 年	清代熊应雄
幼科铁镜	1695 年	清代夏　鼎
医宗金鉴(幼科心法要诀)	1742 年	清代吴　谦等
幼幼集成	1750 年	清代陈飞霞
秘传推拿妙诀	1776 年	清代钱汝明
幼科推拿秘书	1725 年	清代骆如龙
小儿推拿直录	1794 年	清代钱襟村
温病条辨(解儿难)	1811 年	清代吴　瑭
一指阳春	1849 年	清代佚名氏
理瀹骈文	1865 年	清代吴尚先
保赤推拿法	1885 年	清代夏云集
推拿述略	1887 年	清代余　懋
推拿三字经	1887 年	清代徐崇礼
厘正按摩要术	1888 年	清代张振鋆
推拿指南	1905 年	清代唐之瑞

得到了很大发展。1956年10月,上海卫生学校开办了推拿培训班,自此,推拿教学由师承家传的方法逐渐走上正规的教学途径。1958年3月创立了上海中医推拿门诊部,不仅有了学生的实践基地,还为百姓治病带来了便利。当时要求以推拿治病的患者日益增多,由于推拿疗效的显著,门诊部可谓是门庭若市,患者需预约登记半年之久。同年11月25日在推拿培训班和门诊部的基础上,成立了上海中医学院附属推拿医士学校(后改名为上海中医学院附属推拿学校),学校邀请上海推拿名家朱春霆、王松山、沈希圣、钱福卿、王百川、王纪松、丁季峰、马万龙等教授推拿专业。朱春霆先生还捐以自校的清代儿科推拿著作《一指阳春》。

当时上海对于儿科方面的病证,仍以一指禅推拿为主,如王松山、王百川先生。虽有个别医生,如戚子耀先生会应用传统儿科推拿方法,民间也有从事者,但毕竟影响不大。直至20世纪60年代初,在推拿学校开设全国第一届推拿师资培训班后,传统推拿儿科方法得以进一步地交流。从此以后,以传统儿科推拿为主体,结合上海一指禅等流派的海派儿科推拿逐渐形成,还成为了推拿学校专业的又一门主课。经过上海同道的几十年的努力探索和实践,在治疗方法和理论知识方面均有总结、提高和创新。在临床方面,随着实践经验的总结,其治疗范围不断扩大,包括新生儿疾病、传染病、内科、外科、五官科、骨伤科、杂病等等近百种。总之,海派儿科推拿在基础理论和基本知识、手法应用、临床治法、治疗手段及范围方面均有其独到之处。

1992年山西运城成立了中医小儿推拿学校。海内外来上海进修学习的也日益增多,海派儿科推拿的影响日益扩大。

当前,应用现代科学手段研究小儿推拿的工作正在不断的开展和深入。通过科学研究,不禁令人信服地证实小儿推拿的防治效果,还对小儿推拿的某些原理进行了探索。

今后如能加强小儿推拿医疗、科研、教学机构的建设和管理,尽快培养更多的小儿推拿人才,继承、发掘、整理历代小儿推拿的学术理论和临床经验,在不断提高医疗质量的同时开展科学研究,我国独有的小儿推拿不仅在临床应用方面有更多的发展,而且在小儿推拿保健上有更大的空间。也将会为保护世界儿童卫生健康做出更大的贡献。

二、海派儿科推拿的学术观点

辨证论治，属于中医学的基础，又是临床各科必须掌握应用的基本理论和知识。

海派儿科推拿辨证论治的方法和中医其他临床学科原则上是基本一致的，但又有其自身的特点。

（一）验指纹

小儿指纹是食（示）指桡侧之脉络，又名"脉纹"、"脉形"、"指脉"或"虎口纹"，实则是皮下浅表静脉。

关于验指纹，前人理念不同。一将其过于看重，仅指纹就有数十种，繁琐而不得要领；二将其过于看轻，认为并无意义。二者均过于极端。其实指纹由手太阴肺经分支而来，加之婴幼儿皮肤嫩薄而易显露，临床上有一定意义。

指纹是指虎口直到食（示）指内侧的桡侧络脉。分为风、气、命三关，近虎口第一节为风关，第二节为气关，第三节为命关（见图1）。

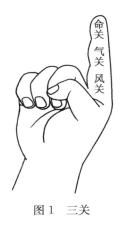

命关
气关
风关

验指纹多用于3岁以内小儿，是代替诊脉的一种辅助诊断方法。诊察方法是，抱儿向光亮处，再用手指轻轻从小儿食指的命关推向风关，以使指纹容易显露，便于观察。

正常小儿的指纹为浅红色略微带青，不浮不沉，隐现于风关之内。病儿的指纹会有异常变化。验指纹就是通过观察小儿指纹部位、沉浮、色泽等变化，以辨别乳幼儿疾病的病因、性质和轻重。

图1 三关

三关测轻重 纹在风关，病轻邪浅易治；纹在气关，病情由浅入深；纹在命关，病情危重。如直透指甲为"透关射甲"，病多危殆。

浮沉分表里 指纹浅露易现为浮，为病邪在表；指纹深沉，隐而难现为病邪在里。

红紫辨寒热 指纹色红主寒,色紫主热,色青主燥,色黑主瘀。

淡滞定虚实 指纹色淡主虚,色深且滞涩郁而不畅主实。

(二) 摸诊

摸诊又称按诊、触诊。摸诊是中医推拿的一种传统而又重要的诊法,早在《灵枢·经水》篇中指出:"审、切、循、扪、按,视其寒温盛衰而调之"。《灵枢·二十五人》篇认为,"切循其经络之凝涩,结而不痛者,此于身皆为痛痹"。又如《灵枢·水胀》篇认为,"以手按其腹,随手而起,如裹水之状,此其候也"。《医宗金鉴·正骨心法要旨》正骨八法中第一个就是摸法,《厘正按摩要术》中胸腹诊法主要依据摸诊。

摸诊包括用手按压、触摸头颅、颈腋、皮肤、胸腹、经穴等。

摸诊属于"四诊"中切诊的内容之一。摸诊的重要性往往容易被一般医家所忽视,而在推拿学中,其地位和作用不亚于、甚至超过其他诊法。从《内经》中的记载来看,按摩在当时既是作为治疗手段,又是作为诊断手段同时使用的。推拿以经络学说为手法应用的基础,经络理论中有"以痛为腧"之说,往往在摸诊中找到的痛之所在、异常之所在,就是手法运用之所在。故了解摸诊的基本要求,对于推拿治疗有着重要作用。

摸诊是通过对病人的头额、颈项、胸、胁、脘腹、腰背、肌肤、手足、经络、俞穴等方面的触摸按压,以测知冷热病痛,从而推断病患的部位和性质的一种诊病方法。《素问·三部九候论》中说:"必审问其所始病,与今之所方病,而后各切循其脉,视其经络浮沉,以上下逆从循之。其脉疾者,不病;其脉迟者,病;脉不往来者,死,皮肤着者,死。"《素问·举痛论》中说:"扪而可得奈何? 岐伯曰:视其主病之脉,坚而血及陷下者,皆可扪而得也"。再如《医宗金鉴》中指出:"以手摸之,自悉其情"。"摸者,用手细细摸其所伤之处……"摸诊时用力要轻柔,医生的手要注意保暖和清洁。

1. 头额 按触小儿囟门部,如囟门下陷为气虚或阴液亏损,如囟门突起,为实热或为急慢惊风先兆。《幼科铁镜》中说:"囟门之起,名曰填囟……囟陷如坑者，由病久血气虚弱，不能上充"。按头颅，头缝不合为"解颅"、为先天不足，骨髓空虚；按压之如乒乓球之感则为骨软缺钙。额部按之觉烫为发热，额热高于手心的是表热，额热低于手心是虚热。《小儿推拿广意》中指出："额前眉上发际以下，无名指中指食指，按之俱热者，外感寒邪，鼻塞气粗也"。《幼科铁镜》中说："小儿十指俱热，触按儿额，三指俱冷，其候身热"；"小儿之十指俱冷，以三指按额俱热，身壮热，面赤而淡，不动必掣，此伤寒之症也"。

2. **颈项**　按触颈部"人迎"脉搏动明显，伴有咳嗽、气喘的为心肺气衰的喘促，或为心肾阳衰的水肿。颈项部疼痛，按之肌肉紧张，转侧不利的为落枕或颈椎病。小儿颈部有肿块，兼有颈项歪斜的是斜颈。颈项歪斜按之软弱的为肾气不足、发育不良。颈项部触诊还要注意有否肿块、压痛、性质和大小、多少等。《幼科铁镜》中说："如贯珠耳项之间，肿硬白色，摇夺不动而有根者，便是瘰疬……若只有核而摇得动者，便不是瘰疬，初起红肿，便是痈疽。"

3. **胸腹**　摸胸腹包括胸胁和脘腹两个方面。摸胸胁主要是按虚里和胸胁。虚里在左乳下，内为心脏，为诸脉之本，又是胃的大络。按来应手，不急不缓为无病，搏动无力为宗气不足。《素问·平人气象论》中说："胃之大络，名曰虚里。贯膈络肺，出于左乳下，其动应衣，脉宗气也。盛喘数绝者，则病在中；结而横，有积矣；绝不至曰死。乳之下，其动应衣，宗气泄也。"《针灸甲乙经》中说："按之应手，动而不紧，缓而不急者，宗气积于膻中也；其动微而不见，为不及，宗气内虚也；或动而应手为太过，宗气外泄也；或喘数绝者，则病在中；结而横，有积也；绝不至曰死。"《诊病奇侅》中说："虚里动气有三候，浅按便得，深按却不得者，气虚之候；轻按洪大，重按虚细者，血虚之候；有形而动者，积聚之候。"

胸胁部按压坚硬而疼痛为实证，柔软无痛为虚证；疼痛固定，按之更甚为血瘀，痛无定处，呼吸咳嗽牵掣而痛为气滞。小儿肋骨外翻、胸骨突起为鸡胸、佝偻病。按胸胁部还当注意腋下部是否有肿核。

摸脘腹主要是按触心下和腹部。心下是指胃上脘与胸膈之间，按之硬而痛，为"结胸"实证；按之柔软而不痛，为痞证；按之坚硬，状如杯盘，为水饮。腹部按之痛减为虚，按之痛甚为实。腹部肿胀，按之应手而起，叩之如鼓为气臌；按之应手而起，状如水囊为水胀。《灵枢·水胀》篇说："以手按其腹，随手而起，如裹水之状，此其候也。"按之有块，且软而能散为瘕证，多属气滞为虚；块有形，坚而不移为癥证，多属血瘀为实。又说："肠覃……寒气客于肠外，与卫气相搏，气不得荣，因有所系，癖而内著（着），恶气乃起，瘜肉乃生。其始生也，大如鸡卵，稍以益大，至其成，如杯子之状，久者离岁，按之则坚，推之则移，月事以时下，此其候也。"脐周疼痛按之有块，肿形会变多为虫积。《灵枢·厥病》篇中指出："肠中有虫瘕及蛟蛕……心肠痛，侬作痛，肿聚，往来上下行，痛有休止，腹热喜渴涎出者，是蛟蛕也。"左下腹按之有块累累，便秘不解者多为燥屎内结。右小腹按之疼痛，痛点固定，按压之后突然起手，疼痛反甚者多为肠痈。小儿腹部皮肤热者为发热。《灵枢·师传》篇说："脐以上皮热，肠中热，则出黄如糜；脐以下皮寒，胃中寒，则腹胀。"总之按脘腹当考虑疼痛性质和部位，肿块之有形、无形。

摸胸胁脘腹是临床常用的切诊方法。《对时论》说："胸腹者五脏六腑之官城，阴阳气血之发源，若要知其脏腑如何，则莫如诊胸腹。"按胸腹时，多以食（示）、中、无名（环）、小指抚摩按压，以区别寒热虚实。《诊病奇侅》中说："察胸腹宜按抚数次，或浮或沉，以察胸腹之坚软，拒按与否，可以知虚实也。"《对时论》中说："诊胸腹，轻手循抚，自鸠尾至脐下，知皮肤之润燥，可以辨寒热；中手寻扪，问疼不疼者，以察邪气之有无；重手推按，更问疼否，以察脏腑之虚实，沉积之何如，即诊脉中浮沉之法也。"腹部按诊的方法又称之为"腹诊法"，对于辨别虚实寒热和疼痛的性质是很有意义的。《诊病奇侅》中说："上中下三脘，以指抚之，平而无涩滞者，胃中平和而无宿滞也；按中脘虽痞硬，而不如石者，饮癖也。"《厘正按摩要术》中说："小腹未硬痛者，邪在表；若已硬痛者，邪入里也。"《幼科铁镜》中说："（寒痛）则面白口气冷，大便青色，小便清利，痛之来也，迂缓而不速，疾绵绵不已，痛时以热手按之其痛稍止，肚皮冰冷是也……热痛则面赤，口气热，口渴唇热，大便秘，小便赤，时痛时止，痛来迅厉，腹形如常，不肿不饱，弹之不响，以热手按之，其痛愈甚，肚皮滚热，此真热也……伤食痛者必恶食，胀饱必浮肿，或泻下馊臭，腹必饱胀，弹如鼓声，或身作热是也……肝木乘脾痛者，其候唇白，口中色淡，面多青色,痛则腹连两胁,重按其腹则痛止,起手又痛是也。"在整个按胸胁脘腹的过程中,前人还指出以按虚里和按神阙为主的见解。《厘正按摩要术》中说:"胸主分布阴阳,腹为阴中之至阴,食积痰滞瘀血,按之拒,按之不拒,其中虚实从此而辨,此其常解也。乃验胸之虚里,验腹以神阙。"

4. 腰背　《素问·举痛论》中说:"寒气客于背俞之脉则脉泣(涩),脉泣(涩)则血虚,血虚则痛,其俞注于心,故相引而痛。按之则热气至,热气至则痛止矣。"《灵枢·癫狂》篇中说:"厥逆腹胀满,肠鸣,胸满不得息,取之下胸二胁,咳而动手者,与背腧以手按之,立快者是也"。《灵枢·背腧》篇中说:"挟脊相去三寸,则欲得而验之,按其处,应在中而痛解,乃其输也。"综上所述,按腰背不仅是一个治疗方法,也是帮助诊断的一种方法。摸腰背一是按触脊柱、背肋、腰背部肌肉,找病痛处的部位和性质,以测知是背肋或是脊椎、肌肉的病患,还是脏腑病症在腰背部的反应。如脊柱不正,则表示脊柱侧弯,筋脉不和;椎体之间凹陷明显,按之疼痛,活动困难,则表示可能有骨节滑脱。

5. 肌肤　摸肌肤是按触病人皮肤的寒温润燥来帮助诊断。肌肤寒冷为阳气不足,或外感寒邪;肌肤灼热的为热或阴虚。皮肤润泽为津液未伤,皮肤干燥甲错为津液亏损,按之凹陷不能立即恢复为水肿。《灵枢·论疾诊尺》篇说:"按其手足上,窅(yǎo,深陷)而不起者,风水肤胀也"。

摸之松软,肢体臃肿为气肿;局部高肿,焮热痛剧的为疮疡阳证;漫肿平塌、痛热较微者为疮疡阴证;肿块坚硬为脓未成,肿块柔软波动的为脓已成;轻按即痛为病在浅表,深按方痛为病患较深。还有一种按触两手肘以下皮肤的方法称为诊尺肤,《灵枢·邪气脏腑病形》篇中说:"善调尺者,不待于寸;善调脉者,不待于色。能参合而行之者,可以为上工。"

6. 手足　平时手足不温为阳虚,病重而手足不温或自四肢末端冷向上部为厥冷、逆冷,为亡阳虚脱。平时手足心热为阴虚。小儿足心热主热,足胫冷主寒,手指尖冷主惊。《幼科铁镜》中说:"小儿指尖冷主惊厥,中指独热者属寒。中指独热者分男左女右,为痘疹发现之象。或按掌心冷而十指或开或合者,无治。""足心热主热,足胫冷主寒。"《厘正按摩要术》说:"手热足冷,头痛发热者为挟阴证;手热足冷,汗多妄言者为暑温病也。"小儿发热,可通过按手足以测知预后。《素问·通评虚实论》中说："乳子而病热,脉悬小者何如? 岐伯曰:手足温则生,寒则死。"按压病人之爪甲,按之发白放之即见红润为气血充足,放之而不复红润者为血虚。

摸手足还要注意骨和四肢关节是否强直、痿软。

7. 经络腧穴 摸经络腧穴包括按经络和按腧穴两方面。人体脏腑与体表肢节通过经络联系,《灵枢·海论》篇说:"夫十二经脉者,内属于脏腑,外络于支节",脏腑有变,往往在经络上有所反应。《灵枢·九针十二原》篇中说:"五脏有疾也,应出十二原,而原各有所出,明知其原,睹其应,而知五脏之害矣。"因此通过对经络的按压可以测知相应脏腑的病变,《素问·调经论》中说:"先视其经脉,切而从之,审其虚实而调之"。摸经络时沿经络外行线路循摩按压、弹击以寻找压痛、结节等变化,《灵枢·刺节真邪》篇中说:"必先察其经络之虚实,切而循之,按而弹之,视其应动者",从而根据经络与脏腑的关系,而推测病证,《灵枢·阴阳二十五人》篇说:"按其寸口、人迎,以调阴阳,切循其经络之凝涩,结而不通者,此于身皆为痛痹"。

腧穴是脏腑之气转输的地方,当某一脏腑有病时,则在相应的腧穴上有压痛点或异常变化,通过按压不但可以找到压痛点,还可以有"按之痛解"和"按之立快"的感觉,因而根据压痛点与经络的关系测知脏腑的病变,如在按胸胁和腰背中所说到的虚里、背俞等。另外通过按腧穴以帮助诊断在《内经》中比比皆是,《素问·三部九候论》中说:"以左手足上,上去踝五寸按之,庶右手足当踝而弹之,其应过五寸以上,蠕蠕然者不病;其应疾,中手浑浑然者病;中手徐徐然者病;其应上不能至五寸,弹之不应者死";《素问·刺腰痛论》说:"厥阴之脉,令人腰痛,腰中如张弓弩弦……在腨踵鱼腹之外,循之累累然"。

《素问·缪刺论》中说:"邪客于臂掌之间,不可屈伸……先以指按之痛。"再如《灵枢·五邪》篇中说:"邪在肺,则病皮肤痛,寒热,上气喘,汗出,咳动肩背。取之膺中外腧,背三节五脏之旁,以手疾按之,快然。"在实际应用方面也是很多的。如肺病可在肺俞有压痛,肝病在肝俞、期门有压痛,胆病在胆俞有压痛,胃病在脾、胃俞及足三里有压痛,阑尾炎在阑尾穴有压痛等等。

除了以上所说的在经络腧穴方面按压之外，还有用按压耳穴的方法诊断的，《灵枢·口问》篇说："耳者，宗脉之所聚也"；《灵枢·邪气脏腑病形》篇中说："十二经脉、三百六十五络，其血气皆上于面而走空窍，其精阳气上走于目而为睛，其别气走于耳而为听"。实践证明，通过按压耳穴对诊断确有一定的效用。按压时可用火柴头或类似之物在耳朵上按压寻找痛点，以测知相应脏腑及有关部位的病患。

总之，掌握摸诊的基本常识和程序，在推拿疗法中具有特殊价值。它不仅是一项重要诊断方法，而且对于推拿手法的选择，保证手法施治部位的准确性，摸诊都能发挥很大的作用。长期从事推拿者，其手感往往较强。

（三）穴部

通常推拿以刺激某穴位、经络、经筋相称。刺激穴位，如推某穴、拿某穴、推某经，而实际上推拿是刺激以穴位为中心的部位。例如以刺激点较小一指禅推法和指按法为例，指端接触的穴位相对针尖而言要大数百倍之多，加之推拿中还有以手法直接刺激某部位的方法，故而推拿刺激以穴部相称更为恰当。

早在儿科推拿特定穴部产生之前，经络学说已很成熟，相关经穴和奇穴亦已定论，之所以儿科推拿自有一说，完全是因为其自身据实践经验而成。

对具体穴部的认识也有不同的看法，如：

脾经一说在大指桡侧，其实是一种误解。前人早已指出，画手时，大指表现为侧面，所以穴位就只能标在侧面。至于曲大拇指直推为补，也是一种误解。前人也指出："曲者，旋也"。再说屈曲小儿大指直推为补，伸直小儿大指直推为清，在逻辑上也讲不通。

有的穴部是海派儿科推拿新设定的，如桥弓穴，这个穴部名称是从内功推拿推桥弓法中引用过来的。

（四）复式操作法

在小儿推拿历代著作中有"十二手法"、"大手法"、"大手术"、"复合手法"等种种不同称谓的操作法。

实际上这些方法并不是两种以上手法简单的复合运用,再加上很难区分手法的大与小。而它们大多是具有特定名称的推拿操作法,称其为复式操作法比较确切。

海派儿科推拿复式操作法有的是据不同记载另外加入的,如开璇玑。

笔者对复式操作法中有些观点和他人不同,如运土入水、运水入土。有些人认为这两个是穴位名称,而实际上它们是二种操作方法。

(五) 药摩

药摩法,是指在推拿时配合用药的方法。开始时,因为是在用摩法时配合药膏,因而称之为"膏摩";这种药膏,则称之为"摩膏";有关摩膏的方剂就称为"摩膏方"。后来,已不限于摩法一种手法,如揉、抹等,也不限于药膏一种剂型,如丸、散、油、汤、酊、喷雾剂等,因之称为"药摩法"。

药摩这种方法已有悠久的历史,《山海经》中已有用中药涂抹治病的记载,《金匮要略》中指出:"四肢才觉重滞,即导引、吐纳、针灸、膏摩,勿令九窍闭塞"。1972年在甘肃武威出土的文物中,就有用于膏摩的"治千金膏药方"。此后,在历代的许多医著中,都有这方面的记载。《圣济总录》在论述推拿时说:"按止以手,摩或兼以药","摩之别法,必与药俱,盖欲浃于肌肤,而其势驶(kuài)利"。并且指出"摩之用药,又不可不知"。

药摩中,其方剂的组成,除应遵君臣佐使的原则进行配伍之外,尚应注意外用的特点。对此,《理瀹骈文》中关于膏中用药的论述,是可以借鉴的。该书中说:"膏中用药味,必得通经走络,开窍透骨,拔病外出之品为引,如葱、姜、韭、蒜、白芥子、花椒,以及槐、柳、桑、桃、蓖麻子、凤仙草、轻粉、山甲之类,要不可少,不独冰麝也"。"必得气味俱厚者,方能得力"。"热者易效,凉者次之,热性急而凉缓也;攻者易效,补者次之,攻力猛而补性宽也"。《一指阳春》中也指出推拿时可用葱、姜、椒、麝、韭、蒜、皂角、醋、菜油、蛤粉、藿香、薄荷之类。

（六）通法

治疗小儿疾病的方法很多，概括为内治和外治两个方面。推拿法属外治范畴。

推拿疗法的运用，应根据儿科特点，针对不同病证，在辨证论治原则指导下，确立相应的治疗原则，选用适当的方法，达到防治的目的，促进患儿早日恢复健康。

小儿推拿治疗疾病的法则，与内治法基本相同，诚如《理瀹骈文》中所说："外治之理即内治之理"。要求在治疗时必须抓住疾病的本质，分清标本，或标本兼治；扶正祛邪，或祛邪扶正，或攻补兼施；又或同病异治，异病同治等等法则。

《医学心悟》中提出的汗、吐、下、和、温、清、消、补八法，就是前人在长期的医疗实践中，通过医疗实践总结出来的。在东汉张仲景《伤寒杂病论》已大致具备，后世确立的各种治法，基本由此演变而来。在推拿临床中除八法之外，还有一种重要的治疗方法——通法。

推拿以经络学说为指导，通法是推拿中常用的一种治法。经络发生病变则经络阻滞、气血不通，不通则痛，常有痛、肿、瘀、麻、酸等临床表现。推拿则能疏经通络、行气活血，有"营阴阳、濡筋骨、利关节"的功用。《黄帝内经太素》中说："导引按蹻则寒热咸和，血气流通。"《圣济总录》中指出："大抵按摩法，每以开达抑遏为义。开达则壅闭者以之发散，抑遏则慓悍者有所归宿。"《素问集注》说："气血不能疏通者，宜按蹻导引。"《格致丛书》指出："按摩者，开关利气之道……以佐宣通。"通法在推拿中具有开通、宣通、疏通、温通、通调、通散，通利、通降、通关、通窍、通闭、通经、通络、通脉、通脏腑等作用。《一指阳春》中则说："推，明通其血气。气滞血瘀，百病生焉，故推以通之。"推拿中常以痛点为治疗所在，故笔者认为治疗应"痛则通，不痛则不通"。这和"通则不痛，不通则痛"并不矛盾，一是指治疗机理，一是指病变机理。人与自然是一个整体，人体自身也是一个整体。人与自然要和谐，人体自身也要和谐。人体自身和谐的重要方法之一，就是运动。人体作为物质存在的形式是运动，我们通常说生命在于运动。运动就需气血流通循环往复。通可以使不通得以流通,使疾病解除,这恰恰是推拿的重要功能。

此外,还有开窍法、熄风法、定痛法。

推拿治疗小儿惊厥,有很好的作用,为民间所常用,故小儿推拿俗称推惊。

开窍法 主要适用于神昏窍闭之证,是治疗昏迷的方法,常用掐人中、按牙关、掐十王等法,以通窍开闭。

熄风法 主要适用于肝风内动之证,是治疗抽搐、惊厥的方法,常用掐揉五指节、精宁、威灵,拿肩井、委中、承山、掐解溪、昆仑、仆参等法,以通经熄风,正是谓"血行风自灭"。

定痛法 主要适用于腹痛,是治肚腹、肢体疼痛的方法。常用揉外劳、一窝风、膊阳池、摩腹、揉脐、按背俞、足三里等法。《素问·举痛论》说:"寒气客于肠胃之间,膜原之下,血不得散,小络急引,故痛;按之则血气散,故按之痛止。"《景岳全书·心腹痛》:"凡虚痛之候,每多连绵不止,而亦无急暴之势,或按之、温之、熨之,痛心稍缓。"《平乐郭氏正骨法》:"……觅痛处而按之,继旋、滑、进、按之,其痛可减,是谓正痛之按;其痛重者,施近穴按之,谓曰移痛。"

(七) 固本

中医认为"肾为先天之本"、"脾为后天之本",在治疗脾胃病证和肾病病证时常用补益脾和肾的方法。我们在临床应用中除了这个方法之外,还对与其相关病证采取补益脾肾的方法,例如"哮喘"、"相火证"、"脑瘫"等治疗。

在中医治法理论的指导之下,海派儿科推拿之所以会常用"固本"的治法,是因为现在临床中,特别大城市的推拿临床中,多以慢性病居多,"急则治其标,缓则治其本",所以治本就是一个要求,这是一。其二,脾虚、肾虚者,更需要固本。其三,小儿本身就有肺常虚、肾常虚的生理特点。其四,在生活条件不断提高的情况下,人们对健康有了更高的要求,因此保健和"治未病"也被日益重视。最后,人体是一个整体,固本,可以调整脏腑、平衡阴阳,有助于康复。

（八）动静结合

海派儿科推拿在治疗中,还强调动静结合。即在治疗关节半脱位、脊柱侧弯、棘突偏歪中,经手法正骨后,常佐以固定的方法,以提高疗效。这种方法是治疗关节半脱位、脱位、骨折中所经常采用的方法。

在海派儿科推拿的治疗中,除上述病证外,在治疗软组织损伤时,经手法理筋后,往往同样会采取软固定的方法,以提高疗效。

（九）补泻

"虚者补之,实者泻之",是中医治疗的基本治则之一。"补"乃补正气之不足,凡能补助气、血、津液等人体基本物质和增强人体生理活动的治疗方法,即谓之"补"。诸如补益气虚、血虚、津液不足等等。泻是泻邪气之有余,凡能祛除邪气和抑制邪气亢盛的治疗方法,即谓之"泻"。如泻火清热、通下导滞等。

"补其不足,泻其有余"是中医调整气血、平衡阴阳,以达到人体和谐的重要法则。古人在长期的医疗实践中,认识到推拿具有补泻的作用。如《素问·阴阳应象大论》说:"其剽悍者,按而收之……气虚者,宜掣引之。"《素问·调经论》:"按摩勿释……移气于不足,神气乃得复";"虚者,聂辟(通'摺襞',指皮肤上的皱纹)气不足,按之则气足以温之,故快然而不痛。"随着对推拿补泻作用的认识不断深化,对这方面内容的总结也更为丰富,如《圣济总录》中指出:"大抵按摩法,每以开达抑遏为义。开达,则壅蔽者以之发散;抑遏,则慓悍者有所归宿。"

关于推拿手法的补泻,在小儿推拿中是很强调的。有关这方面的总结,也是基于《内经》而加以发挥的。如《素问·病能论》中有"其中手如针也,摩之,切之。"《按摩经》在"认筋法歌"中述及用掐法治疗惊风之后,指出"以上数法,乃以手代针之神术也,亦分补泻"。至于手法补泻的方法,也与针刺法相似,如《针灸传真》中说:"指针无疏于金针,金针补泻不外上下迎随,指针补泻亦不外上下迎随。金针之进退补泄法,则为指针之进退补泻法。不过金针刺入也,深;指针按下也,浅……针芒有向上向下之分,指头亦有向上向下之别。针头有左右搓转之殊,指头亦有左右推掐之异。行针有提插捣臼之法，用指亦有起落紧缓之势。知用针之诀者，即知用指之诀焉。"

此外，小儿推拿手法的补泻，传统上还讲究"男左女右"。如《小儿推拿广意》中说："男左三关推发汗，退下六腑谓之凉；女右六腑推上凉，退下三关谓之热。"现今临床中，对此已不强调。

临床实践证明，推拿手法的确具有补泻作用，它具有扶正祛邪、平衡阴阳、调和脏腑、疏通经络等作用。离开推拿手法，也就难以说明这些作用的存在。然而究竟手法的方向、轻重、快慢、刺激的实质怎样才为补，怎样才为泻，尚有待科学地分析和研究，而且应考虑手法所作用的部位。事实上，历代医家对手法的补泻看法并不一致，特别是在手部有关脏腑的穴部上，有的观点则完全相反。在目前，这些意见也未取得一致，甚至相互矛盾。但并不能因此就不讲究手法的方向、轻重、快慢和刺激的性质。《灵枢·经水》篇中指出："审、切、循、扪、按，视其寒温盛衰而调之，是谓因适而为之真也。"《串雅内编·诸论》中说："用针要知补泻，推拿要识虚实。"而手法的轻重、快慢并非一成不变，而是要根据临床需要变化，诚如《医学金鉴·正骨心法要旨》中指出的："一旦临证，机触于外，巧生于内，手随心转，法从手出"。《中国医学大成》则曰："推拿以宣通经络气血，行宣通补泻诸法。"现在各家在临床中，说法虽有矛盾，之所以仍沿袭所传承的补泻方法，正说明其经验有效。也说明推拿手法有调节平衡的功效，有的穴部具有双向调节作用。

（十）求变求实

求变是指在应用中不是照抄照搬，而是根据临床实际有所变化；求实是指这些变化不是为变而变，而是为了讲求实效。

在病因方面，《按摩经》中说：小儿"无七情所干"，多强调先天和外感因素。这在婴儿方面尚可，但在年龄稍大儿童则不然，如遗尿、神经性厌食、神经性呕吐、孤独等。脊柱侧弯亦可引起心理变化。治疗时就应当考虑心理及精神因素。

如在用揉法时，在传统的单指揉之外，化有双指揉和三指揉。又如在用擦法时，除了鱼际擦法和掌擦法之外，还化有三指擦法。再如捏法中的三指捏法，就是从民间"翻皮肤法"引过来的，此法不仅操作方便，而且更符合古人所说的"拈取其脊骨皮"中"拈"的含义。

临床治疗强调辨证论治，治疗方案一旦确定后一般会持续应用一段时间，此外还会根据病证的变化和治疗效果加以加减出入。此为以变应变，乃题中之义。而对一些慢性病，特别是需要较长时期推拿治疗的病证，如脑瘫、小儿麻痹后遗症等运动、神经系统疾病，往往将一种治疗方案应用较长时间。而我们在临床中，则会对这些病证制定两种以上的方案，加以变化应用，这样做不但可以对机体产生新的刺激，还可以进一步提高治疗效果。

第二章 手 法

　　推拿手法以手和肢体动作作为基础,但手和肢体的动作不等同于手法,所谓手法是指有特定要求的动作,需经按规定训练,久而久之方能熟能生巧。手法者,乃手之技法也。

　　推拿手法要求"持久、柔和、有力、深透"。

　　推拿手法为推拿之首务,对防治效果有十分重要的作用。推拿手法看似简单,但要达到规范,这要求经过刻苦锻炼和实践。学习和提高推拿手法,可以说有三个阶段。初步学习时以规范为主,在手法动作上达到"形似";其中级阶段要求做到手法正确和熟练应用,做到"神似";高级阶段则不仅要求手法形神兼备,更要求能出神入化,即求变求新,只有如此才能有所发展。手法的学习实际上也有一个继承和发扬的问题,没有继承就没有发扬。

　　小儿具有肌肤柔嫩、腠理疏松、神气怯弱的生理特点,因而在推拿时手法特别强调轻快柔和、平稳着实。有的手法虽然和成人相同,但应用时用力较轻,要求做到"轻而不浮,快而不乱,慢而不断,重而不滞"。有的手法在操作中有多种变化,小儿推拿与成人推拿相比,有时仅用某类中的一二种,如按法有指按、掌按、肘按,小儿临床中则多用指按,不用肘按;有的手法为小儿推拿所特有,如直推、旋推,一般在成人推拿中是不用或少用。在具体运用时,还强调手法的补泻。

一、海派儿科推拿十法

　　海派儿科推拿在手法应用方面,一是继承了传统儿科推拿手法,二是吸收上海地区一指禅推拿、擦法推拿、内功推拿中的主要手法,即一指禅推法、擦法和擦法。前人认为儿科推拿为"保婴神术",实践证明传统方法对婴儿效果较好。现在手法的增加,不仅能防治年龄较长儿童的病证,还扩大了防治病证的范围。

一指禅推拿原来就广泛应用于内、妇、儿科病证;擦法又是治疗神经、运动系统疾病的主要手法;擦法在内功推拿流派是一个主要手法,具有温经通络的作用。

原来传统儿科推拿中的推拿八法,即"按、摩、掐、揉、推、运、搓、摇",其中掐法在临床中极少应用,运法具有推和摇的含义,而捏法又为常用,所以现在海派儿科推拿中则以"按、摩、捏、揉、推、拿、搓、摇、擦、擦"为主,故谓之"推拿十法"。

(一) 按法

1. 操作方法 用手指或手掌掌根或肘部按压一定部位或穴位,逐渐用力按压,按而留之,称为按法。小儿推拿常用拇指指端、螺纹面或中指指端、手掌按压(见图2)。肘压法忌用。

2. 操作要领

(1)拇指按:按压时握拳,并伸直拇指,用拇指指端或螺纹面按压。忌用双拇指重叠按法。

(2)中指按:按压时握拳,并伸直中指,用中指指端按压。

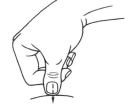

图2 指按法

(3)掌按:按压时腕关节背屈,用右手掌心按压。忌用双掌重叠按法。

3. 临床运用 按法是一种刺激较强的手法,也是用于穴部和经筋的常用手法。常与揉法结合应用,组成"按揉"复合手法。指按适用于全身穴位,如按丰隆、按揉脊柱。中指按天突时应随小儿呼吸出入,用以豁痰、催吐、利尿。指按为"以指代针"之法。掌按常用于胸背部。

按法还常和拨法结合应用,组成按拨法,常用于肌腱、经筋,以理筋通络。掌按法多用于背脊,有整复关节的作用,按压时切忌用力过猛。

(二) 摩法

1. 操作方法 用手掌掌面或食(示)、中、无名(环)指指面附着于一定部位上,以腕关节连同前臂做环行的节律的抚摩,称为摩法(见图3)。

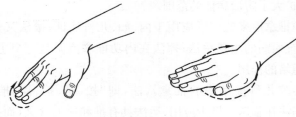

图 3　摩法

2. 操作要领

（1）肘关节微屈，腕部放松，指掌自然伸直。

（2）指掌着力部要随着腕关节连同前臂作盘旋活动，用劲要自然。摩动时要缓和协调。每分钟速度约 120 次。指摩稍轻快，掌摩稍重缓。

3. 临床运用　　本法刺激轻柔缓和，是胸腹、胁肋等穴部常用的手法。用以治疗脘腹疼痛、食积腹满、气滞及胸胁闷胀等症。具有和中理气、消积导滞、通调肠胃的功能。应用时可配合药物进行药摩。此外，还用于腰背及肌肉肿胀处，以消肿止痛。

（三）捏法

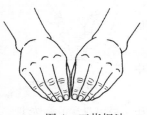

图 4　三指捏法

1. 操作方法　　用手指捏拿肌肤，称捏法。

（1）三指捏法：用拇指桡侧缘顶住皮肤，食（示）、中两指前按，三指同时用力提拿肌肤，双手交替捻动向前推行。这一种捏法是海派儿科推拿常用的方法，较后一种操作方便，古称为拈法，早在晋代葛洪的《肘后备急方》中就有"拈取其脊骨皮"的说法，在民间该法又俗称翻皮肤（见图 4）。

（2）二指捏法：捏脊时用食（示）指屈曲，用食（示）指中节桡侧缘顶住皮肤，拇指前按，两指同时用力提拿肌肤，双手交替捻动向前推行（见图 5）。

2. 操作要领

（1）捏拿肌肤不宜过多，也不宜过少。过

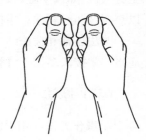

图 5　二指捏法

多则不易向前推动,过少则皮肤较痛且容易滑脱。

（2）捏拿时手法不宜过重,也不宜过轻。过重则手法欠灵活,过轻则不易"得气"。

（3）捏拿时不要拧转肌肤。

（4）操作时,当先捏肌肤,再捻动、再推进,动作要协调。

3. 临床运用　捏法主要用于背脊部,故称为捏脊。又因主治疳积,所以又称为捏积。

该法能够通调脏腑、强健身体和防治多种病证,因而作为一种疗法已广泛应用。通常在应用时是由下向上而行。先捏脊 3 遍,第四遍时要行捏三提一法,即每捏 3 次,向上提拿 1 次,最后按捏相应背俞穴。捏法现在也被成人推拿应用,用于治疗内、妇科病证,通常也是由下而上行之,但在治高血压时则由上而下操作。

（四）揉法

1. 操作方法　用手掌大鱼际、掌根部分或手指螺纹面部分,吸定于一定穴部上,作轻柔缓和回旋地揉动,称为揉法。

（1）鱼际揉:用手掌大鱼际揉的称鱼际揉法(见图 6)。

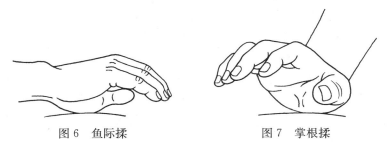

图 6　鱼际揉　　　　　　　图 7　掌根揉

（2）掌根揉:用掌根揉的称掌根揉法(见图 7)。

（3）指揉:用手指揉的称指揉法。指揉中仅用拇指或中指螺纹面者,称单指揉;用食(示)、中两指同揉一处或分揉两穴者,称双指揉;用食(示)、中、无名指三指同揉一处或分揉三穴者称为三指揉(见图 8)。

双指揉和三指揉法是在指揉法的基础上变化的方法,既能缩短治

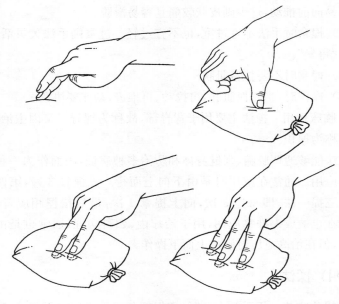

图 8 指揉

疗时间,还能取得预期效果。

揉法在应用时可配以药物。

2. 操作要领 手腕放松,以腕关节连动前臂一起作回旋活动。腕部活动幅度可逐步扩大,动作要轻柔。一般速度每分钟 120～160 次为宜。

3. 临床运用 本法轻柔缓和,刺激量小,适用于全身各部。常用于穴部和经筋处。多用于脘腹胀痛、胸闷胁痛、便秘及泄泻等肠胃道疾病,以及因外伤引起的红肿疼痛等症。具有宽胸理气、通调经脉、活血祛淤、消肿止痛作用。

鱼际揉常用于面部;单指揉常用于全身各穴部,双指揉和三指揉常用于胸腹腰背,如揉乳根、乳旁、肺俞(双)、肾俞(双)、脐及天枢(双)等处;掌揉常用于脘腹,如揉中脘、揉脐。

(五) 推法

包括直推、旋推、分推、合推、运推、一指禅推六种。

1. 直推法

（1）操作方法：用拇指桡侧缘或螺纹面，或食（示）、中指螺纹面在穴部上作单方向的直线的推动，称为推法（见图9）。

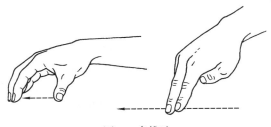

图9　直推法

（2）操作要领：

① 直推时，手握拳伸直拇指，或伸直食（示）、中两指。

② 肩、肘、腕关节放松，用拇指作直推法时主要靠拇指的内收和外展活动，用食（示）、中指作推法时主要靠肘关节的屈伸活动。

③ 直推可根据需要用双手或单手，可向上、向下推动，但无论向何方向都要行似直线。

④ 直推用力较揉法轻，是在表皮进行操作，不要推挤皮下组织。

⑤ 直推的速度，每分钟250～300次。

⑥ 除一指禅推法外，直推法和其他几种推法，在施术时均应用指蘸取药汁。蘸取药汁时要干湿得宜，过干过湿均为不宜。

（3）临床运用：直推法是小儿推拿常用的手法，常用于"线（带）"状穴部，如"开天门"、"推天柱骨"、"推大肠"、"推三关"等。具有通散之功。

在成人推拿中也有手掌用力做直线的手法，但用力较沉、较重、速度较缓。

2. 旋推法

（1）操作方法：用右手拇指螺纹面在穴部上作顺时针方向的旋转推摩，称旋推法（见图10）。

（2）操作要领：

① 旋推法，犹如用单指在皮表作摩法，不得带动皮下组织。

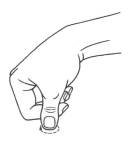

图10　旋推法

② 速度较直推法缓慢,每分钟 150～200 次。

③ 推时仅靠拇指小幅度运动。

(3) 临床运用:旋推法主要用于手部"点(面)状"穴,如旋推脾经、肺经、肾经等。能通和脏腑。

3. 分推法

(1) 操作方法:用双手拇指桡侧缘或螺纹面,或用双手食(示)、中

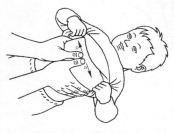

指螺纹面自穴位中间向两旁作分向推动称分推法,又称分法(见图 11)。

(2) 操作要领:

① 向两旁分推时,动作宜轻快,不要重推如抹法,也不要重按如捺法。

② 向两旁分推时,既可横如直线,也可弯曲如弧线。

图 11 分推法

③ 向两旁分推如直线时速度宜较快,幅度较小,每分钟 250～300 次;分推如弧线时,幅度较大,约每分钟 200 次。

在成人推拿也有以双掌在胸腹、腰背作分向推的分推法,但用力较沉、较重、速度较缓。

(3) 临床运用:本法轻快柔和,能通利气血,适用于坎宫、大横纹、璇玑、腹、肺俞等,因向左右分向推动,故而这几种操作又分别称为分推额阴阳、分推手阴阳、分推胸阴阳、分推腹阴阳、分推背阴阳。

4. 合推法

(1) 操作方法:用双手拇指螺纹面自穴位两旁向中间推动合拢,称为合推法,又称合法、和法(见图 12)。

(2) 操作要领:

① 该法动作恰与分推法相反,不同的是仅有横向合推,无弧形合推。

② 合推法动作幅度较小,推时不要向中间挤拢皮肤。

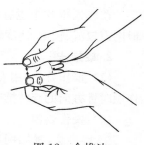

图 12 合推法

（3）临床应用：本法临床应用较少，仅用于合推大横纹，能合理气血，因从左右两侧向中间合拢推动，故又称"合阴阳"。可以通和阴阳。

5. 推运法

（1）操作方法：用拇指螺纹面或中指螺纹面，由此穴向彼穴或在穴作弧形或环行推动。因本法原为"运法"之一种，系用指进行推动，故又称指运法（见图13）。

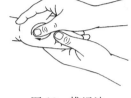

（2）操作要领：

① 作推运法时，宜轻不宜重，是在表皮进行，不带动皮下组织。

② 推运法宜缓不宜急，每分钟 80～120 次。

图 13 推运法

（3）临床运用：推运法有"往耳转为泻，往眼转为补"之说，如运太阳；有"左运止吐，右运止泻"之说，如运内劳宫；还有"左运汗，右运凉"之说。具有疏通气血之功。

6. 一指禅推法
一指禅推法为一指禅推拿流派主要手法，为表述方便，现归并入"推法"中。

（1）操作方法：手握空拳，拇指自然伸直并盖住拳眼［使拇指对着食（示）指第二指节处］，用大拇指指端、螺纹面或偏锋着力于一定部位，通过腕关节的摆动带动拇指指间关节或掌指关节的屈伸，产生一种轻重交替、均匀持续的压力作用于人体的方法（见图14）。

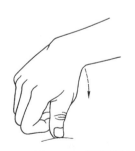

（2）操作要领：操作时要求做到沉肩（肩关节放松）、垂肘（肘部自然下垂）、悬腕（腕关节悬屈）、掌虚（手握空拳）、指实（拇指着力吸定）。一指禅

图 14 一指禅推法

推法每分钟操作 120～160 次。

（3）临床运用：一指禅推法适用于全身各穴部及经络、经筋，有推穴道、走经络之说。具有通经脉、行气血、调脏腑的功用。

临床上还有以拇指之间关节背侧着力做一指禅推法者，称为屈指推法，用于项部及骨缝小关节间及腹部。

（六）拿法

1. 操作方法　用拇指和食（示）、中两指，或用大拇指和其余四指作对称用力，提拿一定穴部和经筋，进行一紧一松的拿捏，称为拿法（见图15）；或用中指指端扣拨某穴位，或用双手拇指指端对称用力按压某穴部，或用一手拇、食（示）指指端对称用力按压某穴部的方法亦称拿法。

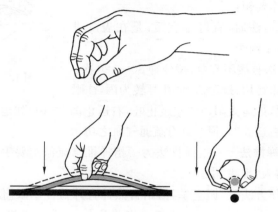

图15　拿法

小儿推拿传统八法中没有拿法，因为小儿推拿中还将按法、掐法、捏法、揉法称之为拿，因此其具有较广泛的涵义的缘故。

2. 操作要领　拿法动作要缓和而有连贯性，不要断断续续，用力要由轻到重，不可突然用力。

3. 临床运用　拿法刺激较强，常配合其他手法使用于颈项、肩部、四肢和肌肉较丰满的穴部及经筋处。多用于治疗发汗解表、止惊定搐，如治疗风寒感冒、惊风等等。常用的有拿肩井、拿风池、拿委中、拿承山等等。此外，还有益神通散的作用。

（七）搓法

1. 操作方法　用双手的掌面夹住或贴于某一定穴部，相对用力作快速地搓转或搓摩或搓揉或搓捻，并同时作上下往返移动，称为搓法

（见图 16）。用双掌面小鱼际夹住某部位作搓揉，或用单掌贴于某部位作单向摩擎，也有以手指指面在小儿经穴上往来摩擎称之为搓的。

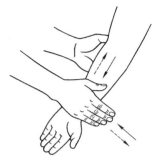

2. 操作要领 双手用力要对称，搓动要快、移动要慢。搓法用于上肢时，要使患者上肢随手法略微转动；搓法用于腰背、胁肋时，主要是搓摩动作；若在脐部用手法来摩擎，则称为搓脐，用于肩关节时，则用双手掌根、小鱼际相对用力搓揉。

图 16　搓法

3. 临床应用 腰背、胁肋常用搓摩法，肩周常用搓揉法，四肢部常用搓转法。具有调和气血、疏通脉络、放松肌肉的作用。

（八）摇法

1. 操作方法 用左手托（握、扶）住关节近端，右手握（托）住关节远端做旋转运动，称为摇法（见图 17）。

小儿推拿传统所说的运法，除推之外，尚称摇动关节的手法为运法，如摇肘关节称"运肘"。

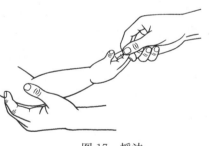

2. 操作要领

（1）动作宜缓不宜急，宜轻不宜重。

（2）摇动关节的幅度宜先小后大，但是不得超越正常生理活动范围。

图 17　摇法

（3）摇动时，应注意病人疼痛的情况，不得强行施术。

3. 临床运用 本法是对关节作被动性活动的一种手法，可以通利关节，在应用时要视具体关节而变通，强调要顺势而为。小儿推拿临床常用于颈项、脊、肘、腕、髋、踝等关节。在摇关节时如项、脊，可配合扳法，用以整复关节。

（九）滚法

1. 操作方法　用手背近小指侧部分或小指、环指、中指的掌指关节背侧，附着于一定的部位，通过腕部的屈伸运动和前臂的旋转运动产生一种滚动运动而作用于人体（见图18）。

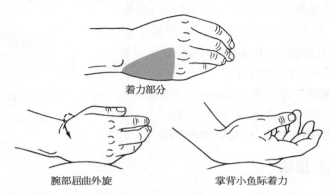

着力部分

腕部屈曲外旋　　　　　　掌背小鱼际着力

图18　滚法

2. 操作要领　操作时，肩部放松，肘关节屈曲140°左右，肘部与胸壁间隔约一拳距离，手指自然弯曲。先将前臂旋后，腕关节逐渐屈曲，直到第三掌指与第五腕掌关节的连线与体表接触，然后将前臂旋前，腕关节逐渐背伸，直到以第五掌骨的尺侧缘接触体表，即为一次滚法。将上述动作连贯起来，并连续操作，每分钟120～160次，压力要均匀，着力点不能有摩擦和跳动。

3. 临床运用　滚法可操作于颈项部、腰背部和四肢等穴部和经筋处。能温通经脉气血，常用于运动系统与神经系统的疾病。临床上一般以掌背尺侧部着力的滚法为主，如果操作部位肌肉丰厚或张力较高，可用以掌指关节着力的滚法。操作时，以腕关节的屈伸运动为主，手法刚劲有力。

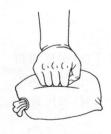

图19　小滚法

在一指禅推拿中有以掌指关节（食、中、无名、小指）着力的滚动称为小滚法，多用于头顶部，小儿推拿中则用此种方法于腰背部为多（见图19）。

（十）擦法

1. 操作方法　用手掌面、鱼际或食（示）、中、无名（环）指面着力于一定的部位上，进行直线来回摩擦，称为擦法。

（1）掌擦法：用掌面进行操作的称为掌擦法。

（2）鱼际擦法：用鱼际进行操作的称为鱼际擦法。

（3）指擦法：用指螺纹面进行操作的则称为指擦法（见图20）。

2. 操作要领

（1）擦时不论是上下方向或左右方向，都应直线往返，不可歪斜，往返距离要长。

（2）着力部位要紧贴皮肤，但不要硬用压力，以免擦破皮肤。

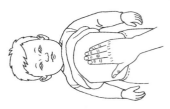

图20　指擦法

（3）用力要稳，动作要均匀连续，呼吸自然、不可迸气。一般速度每分钟100～120次。

3. 临床运用　本法是一种柔和温热的刺激，是用于皮部的常用手法。具有温经通络、行气活血、消肿止痛、健脾和胃等功效，能提高局部体温、扩张血管、加速血液和淋巴液循环。其中掌擦法的温热度较低，多用于胸胁及腹部，对于脾胃虚寒引起的脘腹疼痛及消化不良等症，常用本法治疗；小鱼际擦法的温热度较高，多用于肩井、腰臀及下肢部，对于风湿酸痛、肢体麻木、伤筋等常用本法；大鱼际擦法的温热度中等，在胸腹、腰背、四肢等处均可应用，适宜于治疗外伤红肿、疼痛剧烈者。三种方法可以配合变化使用，不可拘泥。

三指擦法是海派儿科推拿根据内功推拿中掌擦法而变通的一种手法。掌擦法在成人推拿中多用于胸背，且横向操作。而小儿体格弱小，用掌擦法则不便，用三指擦法纵向操作，则既便于临床应用，又不失其效，如擦膻中、擦肺俞。

擦法使用时要注意：

① 治疗部位要暴露，并涂抹润滑的药物，既可防止破损皮肤，又可增高局部温度及效果。

② 擦法使用后,不要在该部使用其他手法,否则容易擦破皮肤。所以一般在治疗结束前使用擦法。

小儿推拿的临床中所用手法,实际上不止上述十种,如按法中提到的拨法、摇法中提到的扳法,以及后面章节中提到的抖法、旋转复位法等。上述十种仅是常用的主要方法。

二、手 法 补 泻

关于小儿推拿手法补泻的方法,一般来说有以下几种:

(一) 方向

1. 向上为补,向下为泻　在用直推法时,有向上(向心)为补、向下(离心)为泻的做法,来回推则为清。临床中则以向上为补、向下为清,如推大肠、推小肠。

2. 向里为补,向外为泻　在用推法或摇法时,有向里为补、向外为泻的做法,如《小儿推拿广意》中说:"运太阳,往耳转为泻,往眼转为补"。《小儿推拿秘诀》中说:"寒证往里摇,热证往外摇"。此说仅供参考,临床中不以此说为据。

3. 旋推为补,直推为泻　在五指螺纹面之脾土、肝木、心火、肺金、肾水等穴,用旋推法为补,用直推法为清。如《按摩经》中指出:"曲指左转为补,直推之为清"。

4. 以顺为补,以逆为泻　手法以顺向为补、逆向为泻,是指顺经或顺时针方向为补,逆经或逆时针方向为泻。此说仅供参考,临床中不限。如摩腹,腹泻用逆摩、便秘用顺摩。

(二) 速度

在使用手法时,常以手法快疾者为泻,缓慢者为补。如直推较快,每分钟 250~300 次;旋推较慢,每分钟 150~200 次;指摩较轻快,掌摩较缓慢。《厘正按摩要术》说:"急摩为泻,缓摩为补"。

（三）力度

推拿操作中,手法用力的强弱不同,其补泻作用也不相同,常以轻为补、重为泻。如掐法通常作为泻法。关于力的轻重大小,很难量化界定,当在不断的实践中去掌握和感悟,"意在力先","力有穷尽而意无穷时",要随被防治对象身体强弱、肥瘦而变化。

（四）手法

手法的补泻,除去方向、快慢、轻重等因素之外,其手法本身也是一种因素,因手法不同,其刺激的效应也不相同。如分推、合推同样用于大横纹处,前者可分利气血,后者则可理气血。又如揉法,具有"和"的作用,《厘正按摩要术》中认为该法可以和气血,可以活经络,而脏腑无闭塞之虞。

三、药 摩 法

在小儿推拿中,历来注意配合用药。一是因为小儿肌肤娇嫩,辅之以药,可以润肌肤,防破损,《厘正按摩要术》中也指出:"凡用推必蘸汤以施之";二是可以借助手法,使药力渗透,手法和药物二者相得益彰,增强疗效。诚如《圣济总录》中所说:"则摩之用药,又不可不知"。

然而,在现今临床中,推拿配合用药并不太多,品种也少,这是因为制一种膏剂,量不可能很少,若制量多,则可用多时,因而现时所用品种单一。海派儿科推拿膏用市售按摩成药以代之,或者制一底膏,然后视病证而掺入相应粉剂调和后用之。

现将历代文献中,有关小儿的药摩方,列表说明,以资参考(见表2)。

表 2　历代药摩方简表

方　　名	组　　成	主　　治
治千金膏方《武威汉代医简》	蜀椒、芎䓖、白芷、附子	喉痹、咽干
丹　参　膏《肘后备急方》	蒴藋、莽草叶、踯躅花、秦艽、独活、乌头、川椒、连翘、桑白皮、牛膝、丹参	伤寒时行贼风、恶气、喉痹、瘰疬瘿疹

（续表）

方　名	组　成	主　治
除热丹参赤膏 《备急千金要方》	丹参、雷丸、芒硝、戎盐、大黄	内心腹热
五物甘草生摩膏 《备急千金要方》	甘草、防风、雷丸、白术、桔梗	感冒、惊风
赤　膏 《备急千金要方》	桂心、大黄、白术、细辛、芍药、干姜、丹参、蜀椒、巴豆、附子	耳聋、齿痛
青　膏 《备急千金要方》	当归、芍药、蜀椒、白芷、吴茱萸、附子、乌头、莽草	伤寒、头痛、项强、四肢烦疼
黄　膏 《备急千金要方》	大黄、附子、细辛、干姜、蜀椒、桂心、巴豆	伤寒、头痛、项强
白　膏 《备急千金要方》	天雄、乌头、莽草、羊踯躅	伤寒、头痛
五香麻黄汤 《备急千金要方》	麝香、薰陆香、鸡舌香、沉香、青木香、麻黄、防风、独活、秦艽、葳蕤、甘草、白薇、枳实	伤寒、瘫痪
犀角竹沥膏 《外台秘要》	犀角、升麻、蒴藋根、秦艽、独活、白芨、菊花、白术、防己、白芷、当归、防风、芍药、青木香、寒水石、苦参、漏芦根、蒺藜子、莽草、枳实、竹沥、吴茱萸	头项强痛、热毒疹痒
摩顶立成膏 《圣济总录》	青莲花、青黛、龙脑、石膏、麝香、硝石、盐硝、凝水石、桑寄生、莲子草、白杨木皮	热毒生疮、目暗赤痛
小朱散 《圣济总录》	赤土、当归	风瘾疹、心腹痛、痰哕、麻痹、筋脉不仁
摩顶膏 《普济方》	羊髓、当归、细辛、白芷、木通	鼻塞脑闷、不乳
大黄膏 《普济方》	川大黄、雄黄、丹参、黄芩、生商陆、雷丸、附子	痫证

（续表）

方　名	组　成	主　治
雷丸膏《普济方》	雷丸、甘草、莽草、升麻、防风、桔梗、白术	痫证、伤寒
雷丸膏《普济方》	雷丸、莽草	风痫、瘈疭
丹参摩膏《普济方》	丹参、雷丸	惊痫、发热
升麻膏《证治准绳》	川升麻、犀角屑、射干、赤芍、玄参、黄芩、栀仁，川大黄、大青、羚羊角屑、生地	头面身体赤毒
浚牛膏《证治准绳》	浚牛膏、大田螺、盐	腹硬胀刺痛、小便赤涩难通
推拿药方《小儿推拿秘诀》	麒麟竭、细辛、木香、牙皂、原麝香	
推拿摩擦肩方《一指阳春》	防风、荆芥、细辛、香附、广木香、石菖蒲根、牙皂、丁香、生半夏、不食草，共为细末	小儿不拘症用
葱姜汁	葱白、姜片以 75％乙醇浸泡	小儿内科杂症
冬青膏	冬绿油、薄荷、桉叶油、医用凡士林	伤科病证

另外，临床当中还可以用酒、蛋清、水等。

第三章 穴 部

传统小儿推拿特定穴位的表面形态不仅具有在肌肉纹理节解缝会——宛陷之中的点(面)状；还有从某点至另一点的线(带)状，如"三关"、"六腑"等，以及面(部位)状，如"脾经"、"腹"等。

在临床操作时，通常按头面、上肢、胸腹、腰背进行。

一、小儿推拿特定穴部

小儿推拿穴部，除应用"经络穴位"、"经外奇穴"、"阿是穴"、"经验穴"以外，尚有许多专门的特定穴部(见图 21)。

小儿推拿特定部，在表面形态上有点(面)状、线(带)状、面(部位)状之分；在穴位分布上，则多数分布在双上肢，特别是以双手居多，其次为头面，再次为胸腹腰背下肢；在理论上不限于"经络学说"。取穴也用同身寸法。下面文中操作次数均为约数。

(一)头面颈项部

1. 天门

位置：眉心至前发际成一直线。

操作：两拇指自下而上的交替直推，称为开天门，又称推攒竹(见图22)。若用两拇指自下而上交替推至囟门为大开天门。

次数：50 次。

主治：头痛、感冒、发热。

[临床应用]

开天门能疏风解表，开窍醒脑，镇静安神。常用于外感发热、头痛等症，多与推坎宫、揉太阳等合用；若惊惕不安，烦躁不宁多与清肝经、

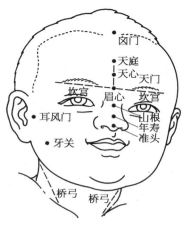

（1）头面

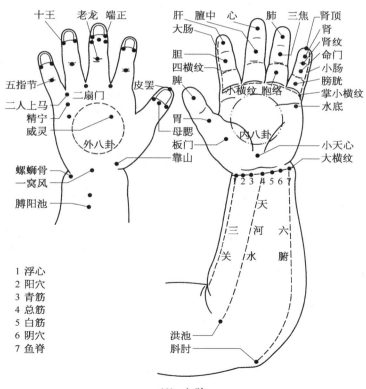

1 浮心
2 阳穴
3 青筋
4 总筋
5 白筋
6 阴穴
7 鱼脊

（2）上肢

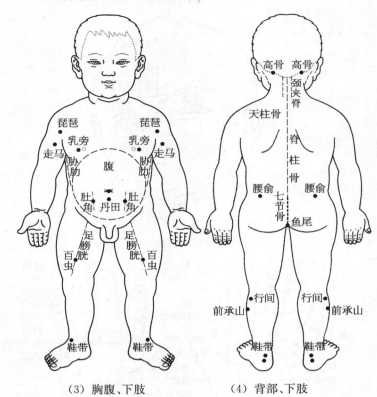

（3）胸腹、下肢　　　　　（4）背部、下肢

图 21　常见特定穴部

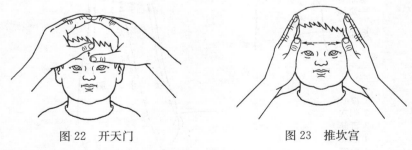

图 22　开天门　　　　　　图 23　推坎宫

按揉百会等合用。

2. 坎宫

位置：自眉心起沿眉向眉梢成一横线。

操作：两拇指自眉头向眉梢成分推，称推坎宫，亦称分阴阳（见图 23）。

次数：50次。

主治：外感发热、惊风

［临床应用］

推坎宫能疏风解表，醒脑明目，止头痛。常用于外感发热、头痛，多于开天门、揉太阳等合用；若用于治疗目赤痛，多和清肝经、掐揉小天心、清河水等合用。

3. 山根

位置：两目内眦联线之中，鼻根低洼处。

操作：拇指甲掐，称掐山根。

次数：5次。

主治：惊风、抽搐。

［临床应用］

（1）本穴和延年、准头等穴常用于诊断。如见山根处青筋暴露为脾胃虚寒或惊风。

（2）掐山根有开关窍、醒目安神的作用，对惊风、昏迷、抽搐等症多与掐人中、掐老龙等合用。

4. 牙关

位置：耳下1寸、下颌骨陷中。

操作：拇指按或中指揉，名按牙关或揉牙关（见图24）。

次数：按10次，揉50次。

主治：牙关紧闭，口眼歪斜。

［临床应用］

按牙关主要用于牙关紧闭；若口眼歪斜，则多用揉牙关。

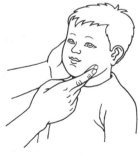

图24　揉牙关

5. 耳风门

位置：在耳屏上切迹之前方与下颌状突稍上方之凹陷处，开口取之。

操作：拇指按或揉，名按耳风门。

次数：按15次；揉50次。

主治:耳鸣。

[临床应用]

耳风门穴即少阳三焦经之耳门穴,为与背部风门穴相区别,此处称耳风门。临床中除用本穴治疗耳鸣外,还用作望诊。

6. 囟门

位置:发际正中直上,百会前骨陷中。

操作:两手扶儿头,两拇指自前发际向该穴轮换推之(囟门未合时,仅推至边缘),称推囟门。拇指端轻揉本穴,称揉囟门。指摩本穴,称为摩囟门。

次数:推 100 次,揉 50 次,摩 3 分钟。

主治:头痛、惊风。

[临床应用]

(1) 推、揉囟门能镇惊安神通窍。多用于头痛、惊风、鼻塞等症。正常儿前囟在生后12～18 个月闭合,故临床操作时手法需注意,不可用力按压。

(2) 囟门处可用指摩法,摩时常蘸药,以祛寒。

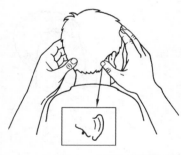

图 25 揉耳后高骨

7. 高骨

位置:耳后发际高处,又称耳后高骨。

操作:用拇指揉,称揉耳后高骨下凹陷中(见图 25);或用两拇指分别推运耳后高骨处,称推耳后高骨。

次数:50～100 次。

主治:头痛、烦躁不安、惊风。

[临床应用]

揉耳后高骨主要能疏风解表,治感冒头痛,多与推攒竹、推坎宫、揉太阳等合用,亦能安神除烦,治神昏烦躁等症。

8. 天柱骨

位置:颈后发际正中至大椎穴成一直线。

操作:用拇指或食(示)、中指自上向下直推,称推天柱骨(见图 26)。

或用汤匙边蘸油自上而下刮。

次数:推 300 次,刮至皮下瘀紫。

主治:项强、发热、惊风、呕吐。

[临床应用]

推、刮天柱骨能降逆止呕,祛风清热,主要治疗呕吐、恶心和外感发热、项强等症。治疗呕恶多与横纹推向板门、揉中脘等合用。治疗外感发热、颈项强

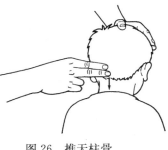

图 26　推天柱骨

痛等症多与拿风池掐揉二扇门等同用。小儿用刮法时可在被刮处先垫以一层绢绸之物,再刮以防破损皮肤。

9. 桥弓

位置:自耳后翳风至缺盆成一斜线。

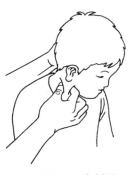

操作:用拇指指腹自上而下推抹,称抹桥弓;用拇食(示)、中指三指拿捏,称拿桥弓(见图27);或揉用食(示)、中、无名(环)指揉,称桥弓。

次数:抹约 20 次,揉约 100 次,拿 3～5 次。

主治:肌性斜颈。

[临床应用]

抹桥弓能行气活血,拿桥弓能软坚消肿,揉桥弓可舒筋通络。三法配合用于治疗小儿先天性肌性斜颈。

图 27　拿桥弓

(二) 上肢部

1. 脾经

位置:拇指螺纹面。

操作:旋推或向指根直推,称推脾土(见图28)。通常以旋推为补,直推为清。

次数:300 次。

主治:消化不良、泄泻、呕吐、疳积、痰饮、自汗、不寐、溲少等。

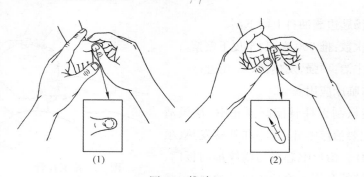

图 28 推脾经

(1) 旋推;(2) 直推

[临床应用]

(1) 补脾经能健脾胃,补气血,扶正祛邪。用于脾胃虚弱,气血不足而引起的食欲不振、肌肉消瘦、消化不良、神志不安、肺虚疾喘等症。

(2) 清脾经能清热利湿,化痰止呕。用于湿热熏蒸、皮肤发黄、恶心呕吐、腹泻痢疾、斑疹、肺热咳嗽等症。

(3) 小儿脾胃薄弱,不宜攻伐太甚,在一般情况下,脾经穴多用补法,体壮邪实者方能用清法。

(4) 小儿体虚,正气不足,患斑疹热病时,推补本穴,可使隐疹透出,但手法宜快,用力宜重。

2. 肝经

位置:食(示)指螺纹面

操作:旋推或直推,称推肝经(见图 29)。通常以旋推为补,直推为清。

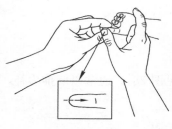

图 29 清肝经

次数:100 次。

主治:烦躁不安、惊风。

[临床应用]

(1) 清肝经能平肝泻火,息风镇惊,解郁除烦。常用于惊风、抽搐、烦躁不安、五心烦热等症。

(2) 肝经宜清不宜补,若肝虚应补

时则需补后加清。或以补肾经代之,以水涵木,滋肾养肝。

3. 心经

位置:中指螺纹面

操作:直推或旋推,称推心经。用掐法称掐心经。通常以旋推为补,直推为清(见图30),掐法用于急救。

次数:100 次。

主治:身热无汗、高热神昏、烦躁。

[临床应用]

(1) 清心经能清热退心火。常用于心火旺盛而引起得高热神昏、面赤口疮、小便黄短等,多与清天河水、清小肠等合用。

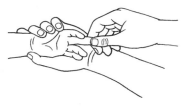

图 30　清心经

(2) 本穴宜用清法,不宜用补法,以防引动心火。若气血不足而见心烦不安、睡卧露睛等症,需用补法时,可补后加清,以补肾经代之。

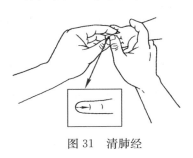

图 31　清肺经

4. 肺经

位置:无名(环)指螺纹面

操作:旋推或直推,或自无名(环)指端沿尺侧缘直推,称推肺经(见图31)。通常以旋推为补,直推为清。

次数:300 次。

主治:胸闷、咳喘、咽痛。

[临床应用]

(1) 补肺经能敛肺滋肾、生津止汗。用于久咳虚喘,汗出气短等肺经虚寒证。

(2) 清肺经能宣肺清热,疏风解表,利水消肿。用于感冒发热及肺热咳喘、痰鸣、小便不利等肺经实热证。

5. 肾经

位置:小指螺纹面。

操作:直推或旋推,称推肾经(见图32)。通常以旋推为补,直推为清。

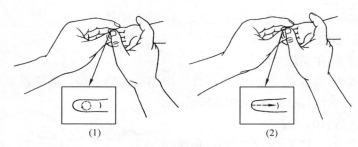

图 32　推肾经

（1）补肾经；（2）清肾经

次数：300 次。

主治：尿多、盗汗、潮热。

［临床应用］

（1）补肾经能补肾益脑，滋阴柔肝，助生长发育。用于先天不足、久病体虚、肾虚久泻、多尿、遗尿、虚汗喘息等症。

（2）清肾经能清利下焦湿热。用于膀胱经热，小便黄短等症。临床上肾经穴一般需用清法时，也多以清小肠代之。

6. 五经

位置：五手指螺纹面。

操作：患儿俯掌五指收拢，医者拇指放在患儿掌背，另四指并拢向指端作推法称推五经。

次数：100 次。

主治：外感发热。

［临床应用］

用推五经法治疗外感发热，尤其是对 6 个月以内的婴儿，效果较好。

7. 四横纹

位置：掌面食（示）、中、无名（环）、小指等第一指间关节横纹处。

操作：拇指甲掐，称掐四横纹（见图 33）；或四指并拢，自食（示）指中节横纹处推向小指中节横纹，称推四横纹；用中指端揉称揉四横纹（见图 34）。

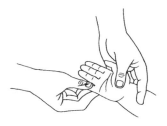

图 33　掐四横纹

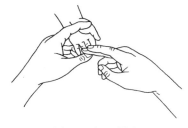

图 34　揉四横纹

次数：各掐 5 次或推 100 次。

主治：惊风、气喘、腹痛。

[临床应用]

本穴掐之能退热除烦，散瘀结；推之能调中行气、和气血、消胀满。临床上多用于疳积、腹胀、气血不和、消化不良等症。常与补脾经、揉中脘等合用。也可用毫针或三棱针点刺本穴出血以治疗疳积。

8. 小横纹

位置：掌面食（示）、中、无名（环）、小指掌指关节横纹处。

操作：拇指甲掐，称掐小横纹；拇指侧推，称推小横纹。

次数：各掐 5 次或推 100 次。

主治：发热、烦躁、腹胀。

[临床应用]

推掐本穴能退热、消胀、散结。主要用于脾胃热结、口唇破烂及腹胀等症。临床上还用推小横纹治疗肺部干性啰音。

9. 肾顶

位置：小指顶端。

操作：以中指或拇指端按揉，称按（揉）肾顶（见图 35）。

次数：100～500 次。

主治：自汗、盗汗、解颅等。

[临床应用]

揉肾顶能收敛元气，固表止汗、常用于自汗、盗汗。

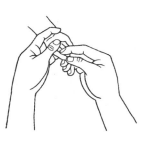

图 35　按（揉）肾顶

10. 肾纹

位置:手掌面小指第二指间关节横纹处。

操作:中指或拇指端按揉,称揉肾纹(见图36)。

次数:100~500 次。

主治:目赤、鹅口疮、热毒内陷等。

[临床应用]

揉肾纹能祛风明目,散瘀结。主要用于目赤肿痛或热毒内陷,瘀结不散所致的高热,呼吸气凉,手足逆冷等症。

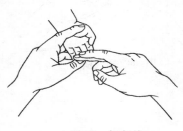

图 36　揉肾纹

11. 掌小横纹

位置:掌面小指根下,尺侧掌纹头。

操作:中指或拇指端按揉,称揉掌小横纹(见图 37)。

次数:100~500 次。

主治:痰热咳嗽,口舌生疮,顿咳流涎等。

[临床应用]

揉掌小横纹能清热散结,宽胸宣肺,化痰止咳。主要用于喘咳、口舌生疮等,为治疗百日咳、肺炎的要穴。临床上用揉掌小横纹治疗肺部湿性啰音,有一定的疗效。

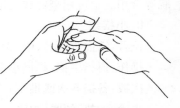

图 37　揉掌小横纹

12. 大肠

位置:食(示)指桡侧缘,自食(示)指尖至虎口成一直线。

操作:从食(示)指尖直推向虎口或者反之,称推大肠。通常以向上推为补(见图38)、向下推为清。

次数:100 次。

主治:便秘、泄泻、脱肛、脘腹冷痛。

[临床应用]

(1) 补大肠能涩肠固脱,温肺化痰,温中散寒。用于脾虚吐泻、腹痛便溏、脱肛。

(2) 清大肠能清利肠腑,除湿热,导积

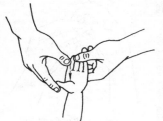

图 38　补大肠

滞。多用于湿热,积食滞留肠道,身热腹痛,痢下赤白,大便秘结等症。

（3）本穴又称指三关,尚可用于诊断。

13. 小肠

位置:小指尺侧边缘,自指尖到指根成一直线。

操作:从指尖直推向指根或反之,称推小肠。通常以向上推为补（见图39）、向下推为清（见图40）。

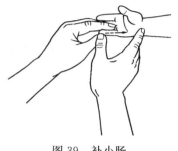

图39　补小肠

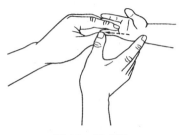

图40　清小肠

次数:100次。

主治:遗尿、尿闭、发热。

[临床应用]

清小肠能清利下焦湿热,泌清别浊,多用于小便黄短不利、尿闭、水泻等症。若心经有热,移热于小肠,以本法配合清天河水,能加强清热利尿的作用。若属下焦虚寒,多尿、遗尿则宜用补小肠。

14. 胃经

位置:拇指掌面近掌端第一节。

操作:旋推为补,称补胃经;向指根方向直推为清,称清胃经（见图41）。补胃经和清胃经统称推胃经。

次数:100～300次。

主治:呕恶嗳气、烦渴善饥、食欲不振、吐血呕血等。

[临床应用]

（1）清胃经能清中焦湿热,和胃降

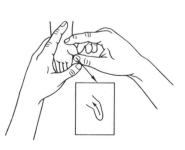

图41　清胃经

逆,泻胃火,除烦止渴。亦可用于胃火上亢引起的出血等症。临床上多与清脾经、推天柱骨、横纹推向板门等合用,治疗脾胃湿热,或胃气不和所引起的上逆呕恶等症;若胃肠实热、脘腹胀满、发热烦渴、便秘纳呆,多与清大肠、退六腑、揉天枢、推下七节骨等合用。

(2) 补胃经能健脾胃、助运化,临床上常与补脾经、揉中脘、摩腹、按揉足三里等合用,治疗脾胃虚弱、消化不良、纳呆腹胀等症。

15. 板门

位置:大鱼际部,或大指本节 5 分处。

操作:指端揉,称揉板门(见图 42)。自拇指指根推向掌根或反之,称推板门(见图 43)。

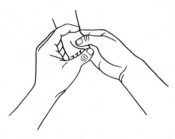
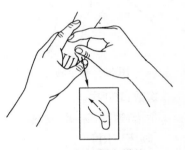

图 42　揉板门　　　　　　　图 43　板门推向横纹

次数:100 次。

主治:食积腹胀、呕吐、泄泻、哮喘、扁桃体炎。

[临床应用]

(1) 揉板门能健脾和胃、消食化滞,运达上下之气。多用于乳食停积、食欲不振或嗳气、腹胀、腹泻、呕吐等症。

(2) 板门推向横纹能止泻,横纹推向板门能止呕吐。

(3) 本穴部还常用于"割治",以治疗"疳积"。

16. 内八卦

位置:掌心四周,通常以内劳宫为圆心,以内劳宫至中指根横纹的 2/3 为半径作圆。

操作:用拇指面作运法,称运八卦;或掐称掐八卦。

次数:运 50 次,各掐 5 次。

主治:胸闷气逆、泄泻、呕吐。

[临床应用]

运内八卦能宽胸利膈,理气化痰,行滞消食。用于痰结喘咳,乳食内伤,胸闷,腹胀,呕吐及泄泻等症,多与推脾经、推肺经、揉板门、揉中脘等合用。顺运止泻,逆运止吐。临床应用中除全运外,尚有一种分运方法,少见人用,简要介绍如下,仅供参考。

（1）自乾经坎、艮至震或自—巽—经离、坤至兑,掐运七次,有镇静、安神的作用。

（2）自离经坤、兑至乾,掐运七次,有止咳作用。

（3）自坤经离、乾至坎,掐运七次,有清热作用。

（4）自坎经艮、震至巽,掐运七次,有止泻作用。

（5）自—巽—经震、艮至坎,掐运七次,有止呕作用。

（6）自艮经震、—巽—至离,掐运七次,有发汗作用。

（7）单揉"艮"有健脾消食作用。

17. 小天心

位置:手掌大小鱼际交接处凹陷中。

操作:拇指掐、揉、捣,称掐、揉、捣小天心(见图 44)。

次数:揉 50 次,掐 50 次,捣 30 次。

主治:惊风、神昏、寐差、心悸。

[临床应用]

（1）揉小天心能清热、镇惊、利尿、明目,主要用于心经有热而致目赤肿痛、口舌生疮、惊惕不安;或心经有热,移热于小肠而见小便短赤等症。此外对新生儿硬皮症,黄疸,遗尿,水肿,疮疖,痘疹欲出不透亦有效。

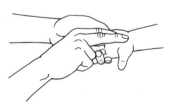

图 44　揉小天心

（2）掐、捣小天心能镇惊安神。主要用于惊风抽搐、夜蹄、惊惕不安等症。若见惊风眼翻、斜视,可配合掐老龙、掐人中、清肝经等合用。

18. 总筋

位置:掌后腕横纹中点。又称内一窝风。

操作:按揉本穴称揉总筋,用拇指甲掐称掐总筋(见图45)。

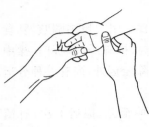

图45　掐总筋

次数:揉30次,掐5次。

主治:外感内伤。

[临床应用]

掐总筋能清热散结,揉总筋能通调周身气机。掐总筋多与清河水、清心经配合,治疗口舌生疮、潮热、夜啼等实热证。治疗惊风抽搐也常用掐法。操作时手法宜快,并稍用力。

19. 大横纹

位置:仰掌、掌后横纹。近拇指端称阳池,近小指端称阴池。

操作:两拇指自掌后横纹中(总筋)向两旁分推,称分推大横纹,又称分阴阳(见图46)。若自两旁向中间合推,则称合推大横纹或合阴阳。

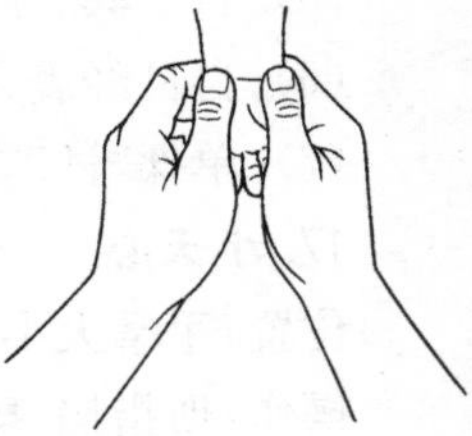

次数:30次。

主治:外感内伤。

[临床应用]

(1)分阴阳能平衡阴阳,调和气血,行滞消

图46　分推大横纹

食,多用于阴阳不调,气血不和而致寒热往来,烦躁不安,以及乳食停滞、腹胀、腹泻、呕吐等症。亦有用之痢疾,有一定效果。

(2)合阴阳能行痰散结,多用于痰结喘咳、胸闷等症。若本法配揉肾纹、清河水能加强行痰散结的作用。

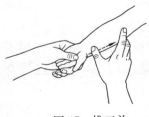

图47　推三关

20. 三关

位置:前臂桡侧,阳池至曲池一直线。

操作:用拇指面或食(示)、中指面自腕推向肘,称推三关(见图47);自脾经沿三关推向肘横纹外侧端称为大推三关。

次数:300次。

主治:风寒感冒、麻疹、咳喘、无汗。

［临床应用］

（1）推三关性温热,能补气行气、温阳散寒、发汗解表、宣肺利水,主治虚寒病证,对非虚寒病证宜慎用。临床上治疗气血虚弱、命门火衰、下元虚冷、阳气不足引起的四肢厥冷、面色无华、食欲不振、疳积、吐泻、麻疹不适等症,多于补脾经、补肾经、揉丹田、捏脊、摩腹等合用。

（2）对感冒风寒、怕冷无汗或疹出不透等症,多于清肺经、推攒竹、掐揉二扇门等合用。此外对疹毒内陷、黄疸、阴疽等症亦有疗效。

21. 天河水

位置:前臂正中,总筋至洪池(曲泽)成一直线。

操作:用食(示)、中二指面自腕推向肘,称清天河水(见图48)。

次数:300次。

主治:发热。

［临床应用］

（1）清天河水性凉,较平和,能清热解表,泻火除烦,主要用于治疗热性病证,清热而不伤阴分。多用于五心烦热,口燥咽干,唇舌生疮,夜啼等症;对于感冒发热、头痛、恶风、汗微出、咽痛等外感风热者,也常与推攒竹、推坎宫、揉太阳等合用。

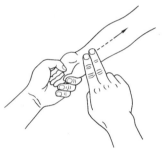

图48 清天河水

（2）滴凉水于总筋沿天河水拍打,称引水上天河,能清热泻火,治外感发热、咳嗽。

22. 六腑

位置:前臂尺侧,阴池至肘成一直线。

操作:用拇指面或食(示)、中指面自肘推向腕,称退六腑或推六腑(见图49)。

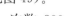

次数:300次。

主治:发热、烦渴、高热、目赤、多汗。

［临床应用］

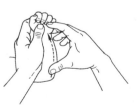

图49 推六腑

退六腑性寒凉,能清热、凉血、解毒、息风、明目。对温邪入侵营血,脏腑郁热积滞、壮热烦渴、腮腺炎及肿毒等实热证均可应用,本穴与补脾经合用,有止汗的效果。若患儿平素大便溏薄,脾虚腹泻者,本法慎用。

本法与推三关分别为大凉大热之法,可单用,亦可合用。若患儿气虚体弱,畏寒怕冷,可单用推三关,如高热烦渴、发斑等可单用推六腑。而两穴合用能平衡阴阳,防止大凉大热,伤其正气。如寒热夹杂、以热为主,则可以推六腑六数、推三关四数之比推之;若以寒为重,则可以推三关六数、推六腑四数之比推之。

23. 十王

位置:十指指甲甲根两侧。

操作:用掐法,称掐十王。

次数:各掐 5 次,或醒后即止。

主治:惊风、昏厥、中暑、感冒、急性胃肠炎。

[临床应用]

掐十王主要用于急救,有清热、醒神、开窍的作用,多与掐老龙、掐人中、掐小天心等合用。

临床中也有以十宣穴称为十王的,故掐十宣也称掐十王。

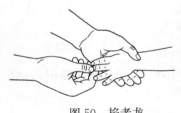

图 50 掐老龙

24. 老龙

位置:中指甲根正中后一分处。

操作:用拇指甲作掐法,称掐老龙(见图 50)。

次数:掐 5 次,或醒后即止。

主治:急惊风。

[临床应用]

掐老龙主要用于急救,有醒神开窍的作用。若小儿急惊暴厥,或高热抽搐,掐之知痛有声有泪者、较易治,不知痛而无声无泪者、症较危重。

25. 端正

位置:中指甲根两侧近中指第二指间关节赤白肉际处,桡侧称左端正,尺侧称右端正。

操作:用拇、食(示)指甲对掐或拇、食(示)指螺纹面对揉称掐、揉端正。

次数:掐5次,揉50次。

主治:鼻塞、惊风、呕吐、泄泻。

[临床应用]

(1)揉右端正能降逆止呕,主要用于胃气上逆而引起的恶心呕吐等症;揉左端正功能升提,主要用于水泻、痢疾等症。

(2)掐端正多用于治疗小儿惊风,常与掐老龙、清肝经等配合。本穴对治鼻塞有效,方法是用细绳在中指第三节横纹处进行绕扎(不可太紧),扎好后患儿静卧即可。

26. 五指节

位置:在掌背五指中节(第一指间关节)。

操作:用拇指甲掐,称掐五指节(见图51);或用拇、食(示)指搓揉,称揉五指节。

次数:各掐5次,搓揉30次。

主治:惊风、吐涎、指间关节屈伸不利。

[临床应用]

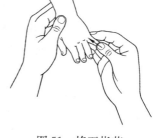

图51　掐五指节

掐揉五指节能息风镇惊,祛风痰,通关窍。掐五指节主要用于惊惕不安、惊痫等症,多与清肝经、掐老龙等合用;揉五指节主要用于胸闷、痰喘、咳嗽等症,多与推运内八卦、推揉膻中等合用。搓揉五指节还用于指间关节屈伸不利。

27. 二扇门

位置:掌背食(示)指与中指,及中指与无名(环)指指根交接处。

操作:拇指甲掐,称掐二扇门(见图52);拇指偏锋按揉,称揉二扇门(见图53)。

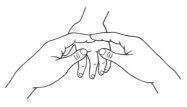

图52　掐二扇门

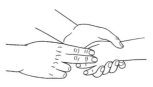

图53　揉二扇门

次数:掐5次,揉50次。

主治:惊风抽搐、身热无汗。

[临床应用]

掐、揉二扇门能发汗透表、退热平喘,是发汗效法。揉时要稍用力,速度宜快,多用于风寒外感。本法与揉肾顶、补脾经、补肾经等配合应用,适宜于平素体虚易感者。

28. 上马

位置:手背无名(环)指及小指掌指关节后掐中。

操作:拇指端揉或拇指甲掐,称揉上马或掐上马。

次数:揉50次,掐5次。

主治:腹痛、小便赤涩、潮热。

[临床应用]

临床上用揉法为多,揉上马能滋阴补肾、顺气散结、利水通淋,为补肾滋阴的要法,主要用于阴虚阳亢、潮热烦躁、牙痛、小便赤涩淋沥等症。本法对体质虚弱,肺部感染有干性啰音、久不消失者配揉小横纹;湿性啰音配揉掌小横纹,多揉有一定疗效。

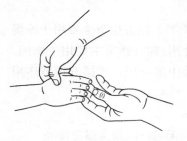

图54 掐威灵

29. 威灵

位置:手背第二、第三掌骨歧缝间。

操作:用掐法,称掐威灵(见图54)。

次数:掐5次。

主治:惊风、疾喘、久咳。

[临床应用]

掐威灵有开窍醒神、化痰止咳的作用。主要用于急惊神昏、肺虚久咳。

30. 精宁

位置:手背无名(环)指及小指本节后歧缝间凹陷中。

操作:用掐法,称掐精宁(见图55)。

次数:5次。

主治:咳喘、干呕、惊风、咽喉肿痛。

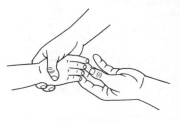

图55 掐精宁

[临床应用]

掐精宁能清心开窍定惊、化痰止咳。用于痰喘，干呕，疳积等症。本法于体虚者宜慎用，如必须应用时则多与补脾经、推三关、捏脊等同用，以免克削太甚，元气受损。

用于急惊昏厥时，本法多与掐威灵配合，能加强开窍醒神的作用。掐后继用拇指按揉数次，以和血顺气。

31. 外八卦

位置：掌背外劳宫周围，与内八卦相对。

操作：用拇指作运法，称推运外八卦。

次数：100 次。

主治：开胸理气、通利血脉。

[临床应用]

推运外八卦能宽胸理气，通滞散结。与摩腹、推揉膻中等合用，治疗胸闷、腹胀、便结，揉手背能祛风止痛。

32. 一窝风

位置：屈腕，手背掌根中凹陷处。又称外一窝风。

操作：指端揉，称揉一窝风（见图 56）。

次数：50 次。

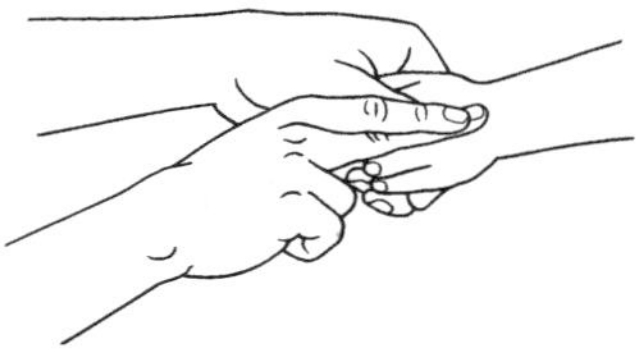

图 56　揉一窝风

主治：腹痛、肠鸣。

[临床应用]

揉一窝风能温中行气、止痹痛、利关节。常用于受寒、食积等原因引起的腹痛等症，多与拿肚角、推三关、揉中脘等合用。本法亦能发散风寒、宣通表里，对寒滞经络引起的痹痛或风寒感冒等症也有效。

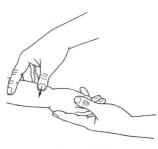

图 57　掐膊阳池

33. 膊阳池

位置：在手背一窝风后 3 寸处。

操作：拇指掐或中指端揉，称掐膊阳池（见图 57）或揉膊阳池。

次数:掐 5 次,揉 100 次。

主治:便秘、溲赤、头痛。

[临床应用]

掐、揉膊阳池能止头痛、通大便、利小便,特别对大便秘结,多揉之有显效。但大便溏薄者禁用;用于感冒头痛,或小便赤涩短少多与其他解表、利尿法同用。

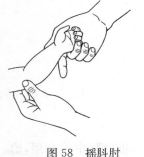

图 58 摇肘肘

34. 肘肘

位置:屈肘,肘部尖处(尺骨鹰嘴处)。

操作:一手按本穴,一手握腕作摇法称摇肘肘。

次数:5 次。

主治:上肢伸屈不利。

[临床应用]

摇肘肘能滑利关节、行气顺气。摇肘肘法,又称运肘肘(见图 58),有寒证往里摇、热证往外摇的用法。

(三) 胸腹部

1. 乳旁

位置:乳外旁 2 分。

操作:中指指端按或揉名揉乳旁;或从乳旁上下往返搓摩胁肋,称按弦走搓摩。

主治:胸闷、咳嗽、痰鸣、呕吐。

[临床应用]

揉乳旁或按弦走搓摩能开胸行气,宣肺降逆,用于咳喘胸闷,常与揉膻中、揉肺俞合用。沿胸部自上而下分推至季肋称为"开胸"。

2. 腹

位置:腹部。

操作:沿肋弓角边缘向两旁分推称分推腹阴阳(见图 59);掌或四指摩称摩腹(见图 60)。

次数:200 次、摩 5 分钟。

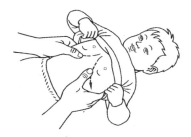 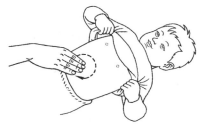

图 59　分推腹阴阳　　　　　　图 60　摩腹

主治:腹痛、消化不良。

[临床应用]

摩腹、分推腹阴阳能健脾和胃,理气消食。对于小儿腹泻、呕吐、恶心、便秘、腹胀、厌食等消化功能紊乱效果较好,常与捏脊、按揉足三里合用,作为小儿保健手法。

腹痛腹胀拒按之实证,常用指摩;腹痛腹胀(或软)喜按之虚证,常用掌摩或掌揉。一般均按顺时针方向,治疗腹泻则为逆时针方向。

临床中腹部在操作上可视情况有所侧重,因为脐上为上腹、脐部为脐腹、脐下为小腹、小腹二旁为少腹。

3. 脐

位置:肚脐正中,或脐腹部。

操作:用中指端揉,或食(示)、无名(环)指揉天枢穴同时操作,称揉脐(见图 61);指摩或掌摩称摩脐;用拇指和食(示)、中二指抓肚脐并抖动脐部亦称抖脐(见图 62);用食(示)、中、无名(环)指搓摩脐腹部称搓脐;自脐直推至耻骨联合上缘,称推下小腹。

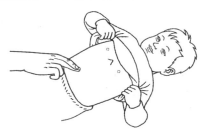 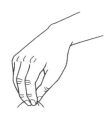

图 61　揉脐　　　　　　　图 62　抖脐

次数：揉、摩、搓、抖、推，均 3～5 分钟。

主治：腹胀、腹痛、食积、吐泻、便秘。

[临床应用]

揉脐、摩脐能温阳散寒、补益气血、健脾和胃、消食导滞。多用于腹泻、便秘、腹痛、疳积等症。临床上揉脐、摩腹，推上七节骨、揉龟背常配合应用，简称"揉龟尾七节，摩腹揉脐"，治疗腹泻；搓、揉、抖、推脐，治疗蛔虫团肠梗阻。

4. 丹田

位置：小腹部（有脐下 2 寸与脐下 3 寸等说）。

操作：或揉或摩，称揉丹田（见图 63），或摩丹田。

次数：揉 50 次或摩 5 分钟。

主治：腹痛、泄泻、遗尿、脱肛、疝气。

[临床应用]

揉、摩丹田能培肾固本，温补下元，分清别浊。多用于小儿先天不足，寒凝少腹之腹痛、疝气、遗尿、脱肛等症，常与补肾经、推三关、揉外劳等合用。揉丹田对尿潴留有效，临床上常与推箕门、清小肠等合用。

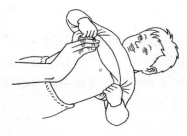

图 63　揉丹田

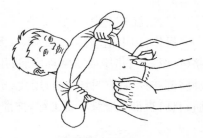

图 64　拿肚角

5. 肚角

位置：脐中旁开 2 寸大筋。

操作：用拇、食（示）、中指三指作拿法，称拿肚角（见图 64）；或用中指端按称按肚角。

次数：5 次。

主治：腹痛、腹泻。

［临床应用］

按、拿肚角是止腹痛的要法,对各种原因引起的腹痛均可应用,特别是对寒痛、伤食效果更好。本法刺激较强,一般拿 3～5 次即可,不可拿得时间太长。为防止患儿哭闹影响手法的进行,可在诸手法推毕,再拿此穴。

(四) 腰背部

1. 脊柱

位置:大椎至长强成一直线。

操作:用食(示)、中二指面自上而下作直推,称推脊(见图 65);用

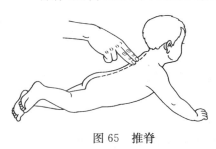

拇、食(示)、中三指拈捏,或拇指与食(示)指中节拿捏称为捏脊(见图66)。捏脊一般自下而上捏 3 遍;捏第四遍时每捏三下再将背脊皮肤提一下,称为捏三提一法;捏后按揉相应腧穴。再捏脊前先在背部轻轻按摩几遍,使肌肉放松。或

图 65 推脊

用大指自上而下按揉脊柱骨,称按脊。

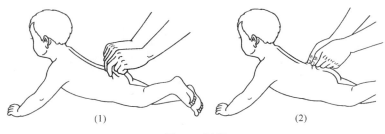

(1)   (2)

图 66 捏脊

次数:推 100 次、捏 3～5 遍、按 3～5 遍、一指禅推 3～5 遍。

主治:发热、惊风、疳积、泄泻、瘫痪等。

［临床应用］

(1) 脊柱属督脉经,督脉贯脊属脑络肾,督率阳气,统摄真元。用捏脊法自下而上能调阴阳、理气血、和脏腑、通经络、培元气,具有强健

身体的功能,是小儿保健常用的手法之一。临床上多与补脾经、补肺经、补肾经、推三关、摩腹、按揉足三里等配合使用,治疗先、后天不足,以及小儿瘫痪,均有一定的效果。本法单用名捏脊疗法,不仅常用于小儿疳积、腹泻等病证,还可应用于成人失眠、肠胃病、月经不调等病证。本法操作时亦旁及足太阳膀胱经脉,临床应用时可根据不同的病情,重提或按揉相应的背俞穴部,能加强疗效。

（2）推脊柱穴从上至下,能清热,多与清河水、退六腑、推涌泉等合用。

2. 腰俞

位置:十五椎(第三腰椎)旁开3.5寸凹陷中。

操作:按揉本穴部称按腰俞。

次数:15次。

主治:腰痛、下肢瘫痪、泄泻。

［临床应用］

按揉腰俞能通经活络,多用于腰痛及下肢瘫痪。

3. 七节骨

位置:命门至尾椎骨端成一直线。

操作:用拇指面或食(示)、中二指面自下而上或自下而上作直推,分别称为推上七节骨(见图67)、推下七节骨(见图68)。

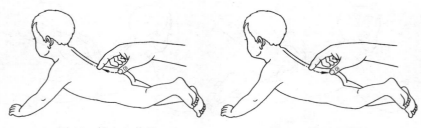

图67　推上七节骨　　　　图68　推下七节骨

次数:100次。

主治:泄泻、便秘、痢疾、脱肛。

［临床应用］

（1）推上七节骨能温阳止泻,多用于虚寒腹泻、久痢等症。临床上还与按揉百会、揉丹田等合用治疗气虚下陷的脱肛、遗尿等虚寒证。若属实热证,则不宜用本法,用后多令儿腹胀或出现其他变症。

（2）推下七节骨能泻热通便。多用于肠热便秘,或痢疾等症。若腹泻属虚寒者,不可用本法,恐防滑泄。

（3）推该部时,手法较推法重,较擦法轻。

4. 龟尾

位置:尾椎骨端。

操作:拇指端或中指端揉,称揉龟尾（见图 69）。

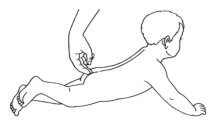

图 69　揉龟尾

次数:100 次。

主治:泄泻、便秘、遗尿、脱肛。

［临床应用］

龟尾穴揉之能通调督脉之经气,调理大肠的功能。性平和,能止泻,也能通便。多与揉脐、推七节骨配合应用,治疗腹泻、便秘等症。

（五）下肢部

1. 足膀胱

位置:大腿内侧,膝盖上缘至大腿根成一直线,又称箕门。

操作:用食（示）、中二指自膝盖内上缘至大腿根部作直推法,称推足膀胱或称推箕门。用拇、食（示）、中三指用力作拿法称拿足膀胱（见图 70）。

次数:推 300 次,拿 5 次。

主治:尿闭、泄泻,及该处酸软无力等。

［临床应用］

推箕门性平和,有较好的利尿作用。用于尿潴

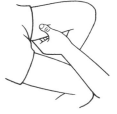

图 70　拿足膀胱

留多与揉丹田、按揉三阴交等合用;用于小便赤涩不利多与清小肠等合用。尿闭则自上往下推或拿,泄泻则自下往上推。

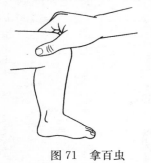

图 71　拿百虫

2. 百虫

位置:膝上内侧肌肉丰厚处,又称百虫窝。

操作:或按或拿,称按百虫或拿百虫(见图71)。

次数:按揉 50 次,拿 5 次。

主治:四肢抽搐、下肢痿躄、湿疹。

[临床应用]

按、拿百虫能通经络,止抽搐,多用于下肢瘫痪及痹痛等症,常与拿委中、按揉足三里等合用。若用于惊风、抽搐,手法刺激宜重,按揉百虫还能凉血祛湿,用于皮肤湿疹。

3. 鬼眼

位置:正坐屈膝、膝盖下两侧凹陷中(外侧凹陷称外鬼眼、内侧陷中称内鬼眼)。

操作:用拇指端按或揉,称按鬼眼或揉膝眼。

次数:50 次。

主治:惊风、下肢抽搐、膝痛。

[临床应用]

按鬼眼能熄风止搐,按时拇、食(示)指同时用力于两侧鬼眼处向上推按。揉鬼眼能治膝关节疼痛。

4. 前承山

位置:前腿胫骨旁,与后承山相对处。

操作:掐或揉本穴,称掐前承山或揉前承山。

次数:掐 5 次,揉 30 次。

主治:惊风、下肢抽搐、下肢痿软无力。

[临床应用]

掐揉本穴主治抽搐。常与拿委中、按百虫、掐解溪等合用治疗角弓反张、下肢抽搐。揉前承山能通经络、行气血,与揉解溪相配,常用于治疗足下垂。

小儿推拿特定穴中鞋带穴部是指解溪、昆仑、仆参,常用按法或掐法(见图72)。掐、拿鞋带能息风镇惊、治疗惊痫抽搐。

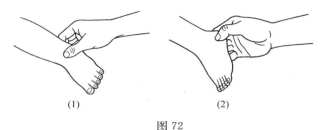

(1)　　　　　　　　(2)

图 72

(1)掐解溪;(2)掐仆参

二、小儿推拿常用经穴

在儿科推拿临床中,除应用特定穴部外,还有十四经穴和经外奇穴(见表3、见图73~86)。

表3　小儿推拿常用经穴表

穴名	位　　置	主　　治	备注
肩髃	肩峰端下缘,肩平举时出现的前方凹陷中	肩臂挛痛不遂	
肩髎	肩峰后下方,上臂外展,肩髃后寸许的凹陷中	肩臂挛痛不遂	
臂臑	曲池穴上7寸,当三角肌下端	肩臂痛、颈项拘挛、目疾	
尺泽	仰掌,肘微屈,肘横纹中央,大筋外侧处	咳嗽、胸闷、肘臂痛,小儿惊风	合穴
列缺	前臂桡侧,腕关节上1寸	头痛、感冒、咳嗽	
劳宫	屈指握拳时,中指指尖处	高热、烦躁、惊惕、指麻	荥穴
合谷	俯掌,第一、第二掌骨中间	感冒、头痛、喉痛、口眼歪斜、挛痛	原穴
内关	前臂掌侧,腕上2寸,两筋间	胃痛、呕吐、哮喘、心悸、胸痛	

（续表）

穴名	位　　置	主　　治	备注
神门	仰掌,前臂尺侧,腕后横纹头凹中	失眠、心悸、怔忡、健忘	
手三里	前臂桡侧,曲池下 2 寸	肘痛、臂麻	
曲池	屈肘,肘横纹桡侧尽头与高骨间	发热、高血压、肩肘痛、上肢瘫痪	合穴
外劳宫	手背第二与第三掌骨歧缝间,与劳宫穴相对	头痛、项痛、咽痛、腕腹冷痛、手麻	奇穴
外关	前臂背侧正中,腕上 2 寸,两筋间	头痛、发热、臂痛、肢麻	
伏兔	髌骨上缘上 6 寸,用力伸腿时肌肉隆起处	膝痛、下肢瘫痪	
髀关	髂前上棘与髌骨外缘连线上,髌骨外缘上 6 寸	腰痛膝冷、下肢麻痹、疝气	
膝眼	屈膝,膝盖下面两侧陷中(内陷中为内膝眼,外陷中为外膝眼,又称犊鼻)	膝痛、活动障碍、下肢麻痹	奇穴
足三里	外膝眼直下 3 寸,胫骨前缘旁开约 1 寸	腹痛、泻痢、下肢瘫痪	合穴
丰隆	外踝高点上 8 寸,距胫骨前缘约 2 寸	痰喘、咳嗽	络穴
环跳	臀部股骨大转子与臀裂上端连线之外 1/3 处	腰腿痛、偏瘫	
风市	大腿外侧中线,两手下垂时中指端尽处	偏瘫、膝痛	
阳陵泉	屈膝,膝关节外侧向下腓骨小头前下方之凹陷中	膝关节痛、胸胁痛	
丘墟	外踝尖下方凹陷中	踝关节痛、胸胁痛	
绝骨	外踝尖直上 3 寸,腓骨后缘	偏头痛、项强、下肢瘫痪	髓会

（续表）

穴名	位　　　置	主　　　治	备注
委中	腘窝横纹中央，两筋间	腰痛、膝痛、中暑	合穴
承山	腓肠肌腹下凹陷中，用力伸足时人字纹处	腰腿酸、小腿痉挛	
三阴交	内踝尖直上3寸，胫骨内后缘	失眠、遗尿	
太冲	第一与第二趾缝间上2寸趾关节后凹陷中	头痛、眩晕、高血压、疝气、惊风	输穴
涌泉	足掌前1/3凹陷中	咳喘、自汗、盗汗	
百会	头顶正中线与两耳尖连线交点	头痛、头晕、昏厥、脱肛	奇穴
水沟	人中沟上1/3处	口眼歪斜、昏厥	
印堂	两眉中间，下直鼻尖	头痛、鼻炎、失眠	奇穴
鱼腰	眉毛中心	眉棱骨痛、眼睑眴动、眼睑下垂、目赤肿痛	奇穴
太阳	眉梢与外眼角中间向后约1寸	偏头痛、感冒、眼疾	奇穴
球后	眶下缘外1/4与内3/4交界处	目疾	奇穴
迎香	鼻翼旁0.5寸，鼻唇沟中	鼻塞、流涕、口眼歪斜	
翳风	耳垂根后方，张口凹陷中	耳聋、耳鸣、腮腺炎	
听宫	耳屏正中前方凹陷中	耳聋、耳鸣	
承泣	眼眶下缘正中	眼疾	
四白	目正视，瞳孔直下眶下孔凹陷中	目赤痛痒、眼睑眴动、面瘫、头痛眩晕	
头维	额角发际正上0.5寸	头痛目眩、流泪、眼睑眴动	
下关	耳屏前方，颧弓下缘，闭嘴时凹陷中	牙痛、口眼歪斜	
地仓	口角旁0.4寸，上直瞳孔	涎流、口眼歪斜	
颊车	下颌角前方，咬牙时肌肉隆起处	牙痛、口噤、口眼歪斜	

（续表）

穴名	位　　置	主　　治	备注
瞳子髎	目外眦旁 0.5 寸眶骨外缘凹陷中	头痛、目赤肿痛	
阳白	目正视,瞳孔直上,眉正中上 1 寸	头痛、目痛、视物不清、眼睑瞤动	
风池	胸锁乳突肌于斜方肌之间凹陷中,平风府穴	头痛、感冒、高血压、项强、眼耳鼻疾患	
睛明	目内眦上方 1 分、眼眶内缘	眼疾	
攒竹	睛明上方,眉头内陷中	头痛、失眠、眼疾	
承浆	下嘴唇下陷中	口眼歪斜、惊风	
天突	胸骨切迹上缘,中央陷中	哮喘、咳嗽、呕吐	
璇玑	天突下 1 寸,胸骨正中	哮喘、咳嗽、呕吐	
乳根	第五肋间隙,乳头直下	哮喘、呃逆、胸痛	
膻中	胸骨正中,乳头连线之中点	咳嗽、呕吐	募穴
中脘	脐上 4 寸	胃痛、呕吐、消化不良	募穴
神阙	脐窝中央	腹痛、腹泻	脐会
石门	脐下 2 寸	腹痛、腹泻	募穴
关元	脐下 3 寸	遗尿、肛脱	募穴
中极	脐下 4 寸	遗尿、小便不利、疝气	
中府	胸前壁外上方,前正中线旁开 6 寸,平第一肋间隙处	咳嗽、胸闷、肩背痛	募穴
云门	胸前壁外上方,距前正中线旁开 6 寸,当锁骨外端下缘凹陷中处	咳嗽、气喘、肺胀满、胸痛、肩背痛	
章门	第十一肋端凹陷中	胁肋痛、胸闷	募穴
期门	乳头直下,第六肋间内端	胸肋痛	募穴
天枢	脐窝旁开 2 寸	腹泻、便秘、脱肛、痔疾	络穴

（续表）

穴名	位　　置	主　　治	备注
腰阳关	第四腰椎下凹陷中	腰骶痛、下肢瘫痪	
命门	第二腰椎棘突下	泄泻、腰背强痛	
大椎	第一胸椎上凹陷中（第七颈椎下）	感冒、发热、落枕、百日咳	
定喘	大椎旁开 0.5 寸	咳嗽、哮喘、胸闷	奇穴
肩井	大椎与肩峰联线之中点，肩部肌肉隆起处	项强、肩背痛、无汗、惊风	
天宗	肩胛冈下缘中点下 1 寸陷中	肩痛、背痛、项强	
肩外俞	第一胸椎棘突下旁开 3 寸	肩背疼痛、颈项强痛	
大杼	第一胸椎下旁开 1.5 寸	感冒、咳嗽、项强、肩背痛	骨会
风门	第二胸椎下旁开 1.5 寸	感冒、咳嗽、项强	
肺俞	第三胸椎下旁开 1.5 寸	咳嗽、胸闷、背痛	
心俞	第五胸椎下旁开 1.5 寸	失眠、心悸	
膈俞	第七胸椎下旁开 1.5 寸	呃逆、呕吐	血会
肝俞	第九胸椎下旁开 1.5 寸	胁痛、肝炎、目糊	
胆俞	第十胸椎下旁开 1.5 寸	胆囊炎、肝炎	
脾俞	第十一胸椎下旁开 1.5 寸	胃痛、消化不良、腹泻	
胃俞	第十二胸椎下旁开 1.5 寸	胃痛、呕吐、消化不良、腹泻	
三焦俞	第一腰椎下旁开 1.5 寸	肠鸣、腹胀、腰痛	
肾俞	第二腰椎下旁开 1.5 寸	腰痛、遗尿	
大肠俞	第四腰椎下旁开 1.5 寸	腰腿痛、便秘、腹泻	
膀胱俞	第二骶椎下，旁开 1.5 寸	小便不利、遗尿、泄泻、便秘、腰背强痛	
八髎	第一至第四骶骨髎孔中（分别称为上、次、中、下）	腰腿痛、泌尿生殖系统疾患	

（续表）

穴名	位　　置	主　　治	备注
秩边	第四骶椎下旁开3寸	腰臀痛、下肢瘫痪	
腰眼	第三腰椎旁开3寸	腰痛	奇穴
华佗夹脊	背正中线（第一颈椎至第五腰椎）旁开0.5寸	脊椎强痛、内脏疾患、上下肢瘫痪	奇穴

　　上述穴部，一般可用一指禅推法、按揉法进行操作。有些则可用其他手法，如推太阳、涌泉，分推膻中、肺俞、脾俞、胃俞、肾俞、命门、八髎，拿委中、承山等。

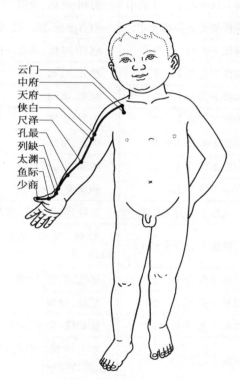

云门
中府
天府
侠白
尺泽
孔最
列缺
太渊
鱼际
少商

图73　手太阴肺经

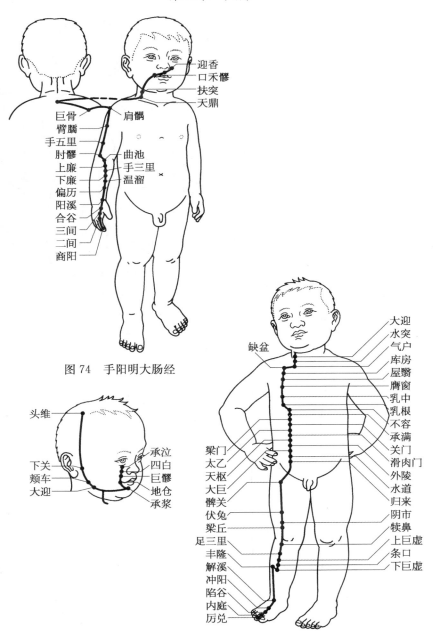

图 74 手阳明大肠经

迎香
口禾髎
扶突
天鼎

巨骨　肩髃
臂臑
手五里
肘髎　曲池
上廉　手三里
下廉　温溜
偏历
阳溪
合谷
三间
二间
商阳

头维

承泣
四白
巨髎
地仓
承浆

下关
颊车
大迈

缺盆

大迈
水突
气户
库房
屋翳
膺窗
乳中
乳根
不容
承满
关门
滑肉门
外陵
水道
归来
阴市
犊鼻
上巨虚
条口
下巨虚

梁门
太乙
天枢
大巨
髀关
伏兔
梁丘
足三里
丰隆
解溪
冲阳
陷谷
内庭
厉兑

图 75 足阳明胃经

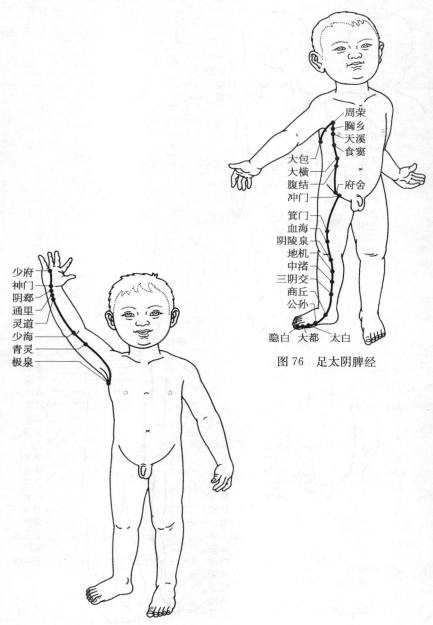

周荣
胸乡
天溪
食窦
大包
大横
腹结
冲门
府舍
箕门
血海
阴陵泉
地机
中渚
三阴交
商丘
公孙
隐白　大都　太白

图 76　足太阴脾经

少府
神门
阴郄
通里
灵道
少海
青灵
极泉

图 77　手少阴心经

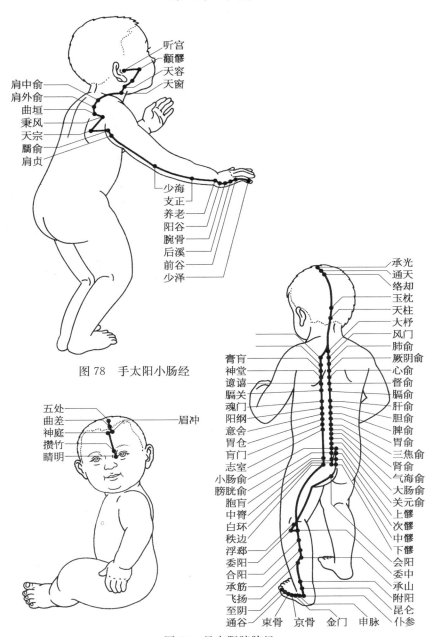

图 78 手太阳小肠经

图 79 足太阳膀胱经

听宫
颧髎
天容
天窗

肩中俞
肩外俞
曲垣
秉风
天宗
臑俞
肩贞

少海
支正
养老
阳谷
腕骨
后溪
前谷
少泽

五处
曲差
神庭
攒竹
睛明

眉冲

膏肓
神堂
譩譆
膈关
魂门
阳纲
意舍
胃仓
肓门
志室
小肠俞
膀胱俞
胞肓
中膂
白环
秩边
浮郄
委阳
合阳
承筋
飞扬
至阴
通谷

束骨 京骨 金门 申脉

承光
通天
络却
玉枕
天柱
大杼
风门
肺俞
厥阴俞
心俞
督俞
膈俞
肝俞
胆俞
脾俞
胃俞
三焦俞
肾俞
气海俞
大肠俞
关元俞
上髎
次髎
中髎
下髎
会阳
委中
承山
附阳
昆仑
仆参

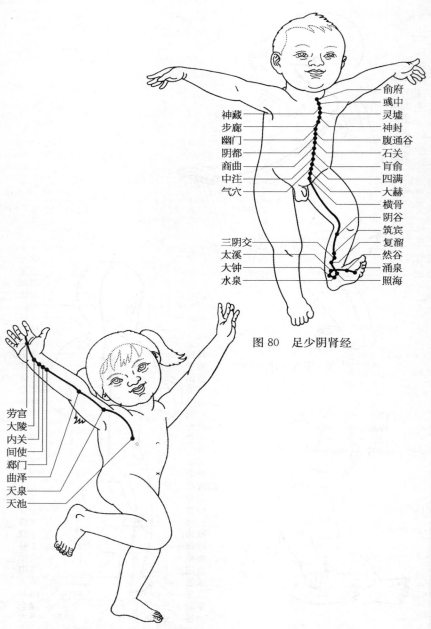

俞府
彧中
灵墟
神封
腹通谷
石关
肓俞
四满
大赫
横骨
阴谷
筑宾
复溜
然谷
涌泉
照海

神藏
步廊
幽门
阴都
商曲
中注
气穴

三阴交
太溪
大钟
水泉

图 80　足少阴肾经

劳宫
大陵
内关
间使
郄门
曲泽
天泉
天池

图 81　手厥阴心包经

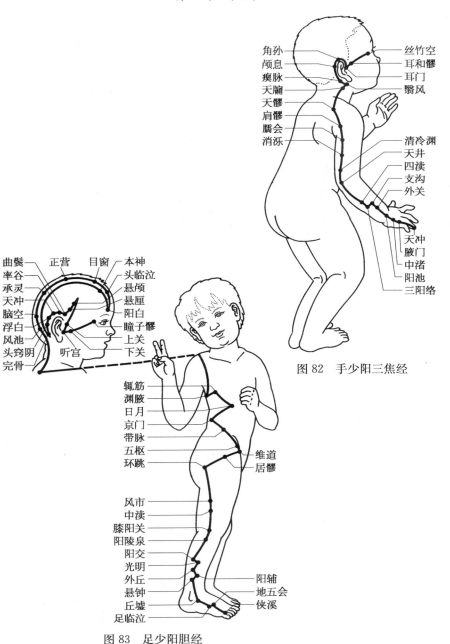

角孙　　　　　丝竹空
颅息　　　　　耳和髎
瘈脉　　　　　耳门
天牖　　　　　翳风
天髎
肩髎
臑会
消泺　　　　　清冷渊
　　　　　　　天井
　　　　　　　四渎
　　　　　　　支沟
　　　　　　　外关
　　　　　　　天冲
　　　　　　　腋门
　　　　　　　中渚
　　　　　　　阳池
　　　　　　　三阳络

图 82　手少阳三焦经

曲鬓　正营　目窗　本神
率谷　　　　　头临泣
承灵　　　　　悬颅
天冲　　　　　悬厘
脑空　　　　　阳白
浮白　　　　　瞳子髎
风池　　　　　上关
头窍阴　听宫　下关
完骨

辄筋
渊腋
日月
京门
带脉
五枢　　　　　维道
环跳　　　　　居髎

风市
中渎
膝阳关
阳陵泉
阳交
光明
外丘　　　　　阳辅
悬钟　　　　　地五会
丘墟　　　　　侠溪
足临泣

图 83　足少阳胆经

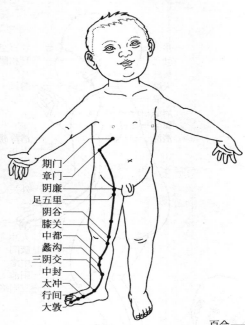

图 84　足厥阴肝经

期门
章门
阴廉
足五里
阴谷
膝关
中都
蠡沟
三阴交
中封
太冲
行间
大敦

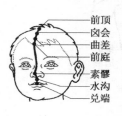

前顶
囟会
曲差
前庭
素髎
水沟
兑端

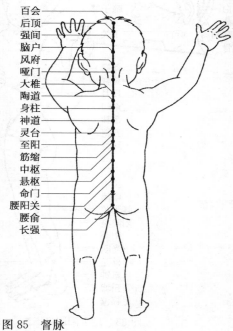

百会
后顶
强间
脑户
风府
哑门
大椎
陶道
身柱
神道
灵台
至阳
筋缩
中枢
悬枢
命门
腰阳关
腰俞
长强

图 85　督脉

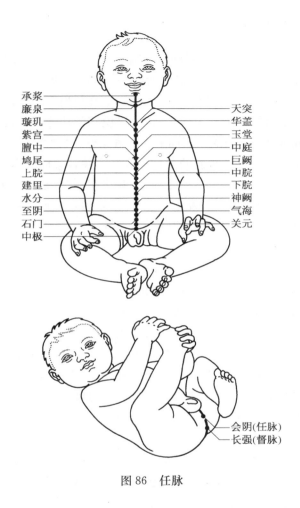

承浆
廉泉
璇玑
紫宫
膻中
鸠尾
上脘
建里
水分
至阴
石门
中极

天突
华盖
玉堂
中庭
巨阙
中脘
下脘
神阙
气海
关元

会阴(任脉)
长强(督脉)

图86　任脉

三、人体各部与脏腑经络的关系

推拿是对体表某些部位的手法施用,达到调整脏腑功能、疏通经络气血的目的,这就是推拿治病的主要机制。因此,了解人体各部位与脏腑经络的联系,对于推拿来说,是极为重要的。

（一）头面颈项部

1. 头　头为人之首，内藏脑髓。脑为元神之府，位于颅腔之中，属奇恒之府之一。《素问·脉要精微论》说："头者，精明之府"；《灵枢·海论》中说："脑为髓之海，其输上在于其盖，下在风府"。脑与肾有关，肾能藏精、精能生髓，而脑又为髓之海，所以说脑的功能是否健全和肾有关。脑的功能还与心有关，《素问·六节藏象论》说："心者生之本，神之变也，其华在面"。另外头发的荣枯也和肾有关，《素问·六节藏象论》中说："肾者主蛰，封藏之本，精之处也，其华在发"；《素问·五藏生成》中也说："肾之合骨也，其荣发也"。发的荣枯还与气血有关，发为血之余，《古今医统》说："髭发黑美，须养气血之十全，气血盛则髭美，气血衰则髭发白，此必然之理也"。

人是一个有机联系统一的整体，因而头与五脏六腑有不可割的联系。明代张介宾指出："五脏六腑之精气，皆上升于头。"头与五脏六腑的联系是通过经络进行的，《灵枢·邪气藏府病形》篇中说："十二经脉，三百六十五络，其气血皆上于面而走空窍"。各条阳经都通达头部，所以有"头为诸阳之会"的说法。《济生方》中说："夫人头者，诸阳之所聚，诸阴脉皆至颈而还，独诸阳脉皆上至头耳，故知头面皆属阳部也。"《医宗金鉴》中也说："头为诸阳之首，位居至高，内藏脑髓，脑为元神之府，以统全体者也。"从经脉的分布以及循行线路来看，除了阳经之外，阴经也有从深部通达头部的。

上行头面的经络有：手阳明大肠经、足阳明胃经、足太阴脾经、手少阴心经、手太阳小肠经、足太阳膀胱经、足少阴肾经、手少阳三焦经、足少阳胆经、足厥阴肝经；督脉、任脉、冲脉、阳跷、阴跷、阳维、阴维；足阳明经别、足太阴经别、足少阳经别、足厥阴经别、手少阴经别、手阳明经别、手太阴经别、手厥阴经别；手少阳络脉、手阳明络脉、足阳明络脉、督脉之络脉；足太阳经筋、足少阳经筋、足阳明经筋、足少阴经筋、手太阴经筋、手少阳经筋、手阳明经筋等。

2. 面　面居头之前，故称之首面。面布五官七窍，各个官窍均与脏腑有关。

眼为五官之一，是视觉器官，眼的每个部位都与脏腑相关，《灵枢·大惑论》中说："五脏六腑之精气，皆上注于目而为之精。精之窠为眼，骨之精为瞳子，筋之精为黑眼，血之精为络，其窠气之精为白眼，肌肉之精为约束。裹撷筋骨血气之精，而与脉并为系，上属于脑，后出于项中"。眼与心有关，《灵枢·大惑论》说："目者，心之使也"。眼与肝有关，《素问·金匮真言论》说："肝开窍于目"。《素问·五藏生成》说："肝受血而能视"。眼与脾有关，《兰室秘藏》说："五藏六府之精气，皆禀受于脾，上贯于目"。眼与肺有关，肺主气，气行则血行，气血上注于目而能视，气脱则目无所见，《灵枢·决气》篇说："气脱者，目不明"。眼与肾有关，《审视瑶函》说："真精者，乃先后二天之气所化之精汁，先起于肾，次施于胆，而后及乎瞳神也"。

与眼相连的经络有：手阳明大肠经、足阳明胃经、手少阴心经、手太阳小肠经、足太阳膀胱经、手少阳三焦经、足少阳胆经、足厥阴肝经；督脉、任脉、阳蹻、阴蹻；足阳明经别、足少阳经别、足厥阴经别、手少阴经别，手少阴络脉；足太阳经筋、足少阳经筋、足阳明经筋、手太阳经筋、手少阳经筋等。

鼻位居面之中央，属清窍，是嗅觉器官，又是呼吸之门户。鼻与五脏六腑都有联系，与肺、脾的关系尤为密切。鼻主要与肺有关，如《素问·金匮真言论》说："肺开窍于鼻"；《素问·阴阳应象大论》说："肺主鼻……在窍为鼻"；《灵枢·脉度》篇说：肺开窍于鼻，"肺气通于鼻，肺和则鼻能知香臭矣"。鼻还与脾有关，《素问·刺热》说："脾热病，鼻先赤"。且鼻尖属脾。鼻还与心有关，《素问·五藏别论》说："五气入鼻，藏于心肺，心肺有病，而鼻为之不利"；《难经》中说："心主嗅，故令鼻知香臭"。心主血脉运行，而《疮疡全书》说："鼻居面中，为一身之血运"。鼻还与肝有关，肝与胆相为表里，肝胆有热升发而上则使鼻病，《素问·气厥论》说："胆移热于脑，则辛頞(è，鼻梁)鼻渊"。鼻还与肾有关，肾主液、纳气，肾虚则气不摄液，鼻流涕液不止，《素问·宣明五气》说："肾为欠为嚏"。头为诸阳之会，面又统属诸阳，而鼻位居面之中央，为阳中之阳，是清阳交会之处，为一身血脉所经，《素问·骨空论》说："数髓空在面侠鼻"。

与鼻相连的经络有：手阳明大肠经、足阳明胃经、手太阳小肠经；督脉、任脉、冲脉、阳蹻、阴蹻；足阳明经别、足少阳经别、足厥阴经别、手少阴经别；手少阴络脉；足太阳经筋、足少阳经筋、足阳明经筋、手阳明经筋等。

耳属清窍之一，是清阳之气上通之处。耳司听觉，还会同眼与四肢等维持人的平衡。耳络属于十二经脉，内合于五脏，与经络脏腑密切相联。耳主要与肾有关，《素问·阴阳应象大论》说："肾主耳……在窍为耳"；《灵枢·脉度》篇说："肾气通于耳，肾和则能闻五音矣"。耳还与心有关，《素问·金匮真言论》说："入通于心，开窍于耳"。耳又为心之外候，《儒门事亲》中说："心窍舌，舌无窍，心与肾合而而寄窍于耳，故耳与舌俱为心之外候"。耳还与肝有关，《素问·藏气法时论》中说："肝病者……虚则目䀮䀮无所见，耳无所闻……气逆则头痛，耳聋不聪"。耳还与脾有关，脾为气血生化之源，输清阳以出上窍，脾虚不运则耳目等九窍为病，《素问·玉机真藏论》说："脾不及，则令人九窍不通"；《素问·通评虚实论》说："头痛耳鸣，九窍不利，肠胃之所生也"。耳还与肺有关，《杂病源流犀烛》说："肺主气，一身之气贯于耳"。十二经脉皆于耳相通连，《灵枢·五色》篇说："耳为宗脉之聚"；《丹溪心法》中说："十二经络皆上络于耳"。

与耳相连的经络有：足阳明胃经、手太阳小肠经、足太阳膀胱经、手少阳三焦经、足少阳胆经、阳维；手厥阴经别；手阳明络脉，此外《素问·缪刺论》还说："手足少阴、太阴，足阳明五络皆会于耳中"。足阳明经筋、手太阳经筋、手少阳经筋等皆与耳相连。

口齿唇舌属胃系，能进饮食、辨五味、泌津液、助消化、发语音。唇口与脾有关，《素问·金匮真言论》说："中央黄色，入通于脾，开窍于口"；《灵枢·五阅五使》篇说："口唇者，脾之官也"；《素问·六节脏象论》中说："脾、胃、大肠、小肠、三焦、膀胱者，仓廪之本，荣之居也，名曰器，其华在唇四白"。齿为骨之余，与肾有关，《直指方》说："齿者骨之所络，髓之所养，肾实主之，故肾衰则齿豁，精盛则齿坚，虚热则齿动"。舌与心有关，《素问·阴阳应象大论》说："心主舌，在窍为舌"；《世医得效方》中说："舌为心之官，主藏五味，以布五藏焉"。舌还与肝有关，《灵枢·经脉》篇说:"厥阴者,肝脉也。肝者,筋之合也。筋者,聚于阴气而脉络于舌本也"。舌还与其他脏腑有关,舌诊中就将舌之中心属胃、舌尖属心、舌根属肾、两旁属肝胆、四边属脾,或将舌尖属上脘、舌中属中脘、舌根属下脘,用以诊察脏腑之变化的。

与唇口齿舌相连的经络有:手阳明大肠经、足阳明胃经、足太阴脾经、手少阴心经、足少阴肾经、足厥阴肝经;督脉、任脉、冲脉、阳蹻;足少阴经别、足阳明经别、足太阴经别、足少阳经别、足厥阴经别;手少阴络脉、手阳明络脉;足太阳经筋、足少阳经筋,足阳明经筋、手太阳经筋、手少阳经筋等。

3. **咽喉**　咽喉既是呼吸、饮食之孔道,又是心脾之外窍,经脉循行交会之要冲,《儒门事亲》说:"咽与喉、会厌与舌,此四者同在一门,而其用各异。喉以候气,故喉气通于天;咽以咽物,故咽气通于地;会厌与喉上下以司开阖,食下则吸而掩,气上则呼而出。四者相交为用,缺一则饮食废而死矣"。咽喉与肺有关,《济生方》中说:"喉者,言其中空虚,可以通气息呼吸之道路,肺之候,天气之所主也"。咽喉与脾胃有关,《重楼玉钥》说:"咽者咽也,主通利水谷,为胃之系,乃胃气之通道也";《灵枢·忧患无言》篇说:"咽喉者,水谷之道也"。

与咽喉相连的经络有:手太阴肺经、足阳明胃经、足太阴脾经、足少阴肾经、足厥阴肝经;督脉、任脉、冲脉、阴蹻、阳蹻、阴维;足太阴经别、手少阴经别、手太阴经别、手厥阴经别;足阳明络脉等。

4. **颈项**　颈项部上承头首、下续躯体,为人体之重要枢纽"机关",不仅可以作俯(前屈)、仰(后伸)、左右旋转及侧弯等活动且由于经络的沟通与脏腑相应。如《素问·金匮真言论》说:"病在肝,俞在颈项"。又如《灵枢·五邪》篇说:"邪在肾,则病肩背颈项痛";《素问·风论》说:"胃风之状,颈多汗"。推拿对颈项部穴的应用日益重视,如小儿近视、成人颈性眩晕等等。

与颈项相连的经络有:手太阴肺经、手阳明大肠经、足阳明胃经、足太阴脾经、手少阴心经、手太阳小肠经、足太阳膀胱经、足少阴肾经、手少阳三焦经、足少阳胆经、足厥阴肝经;督脉、任脉、冲脉、阴蹻、阳蹻、阳维、阴维,足太阳经别、足少阴经别、足阳明经别、足少阳经别、足厥阴经别、手少阴经别、手阳明经别、手太阴经别、手厥阴经别;手少阳络脉、手少阴络脉、手阳明络脉、足阳明络脉、督脉之络脉;足太阳经筋、足少阳经筋、足阳明经筋、足少阴经筋、手太阳经筋、手少阳经筋、手阳明经筋等。

（二）上肢部

《灵枢·海论》篇中说:"夫十二经脉者,内属于脏腑,外络于肢节。"经络联系着人体的上下内外,是人体气血津液运行的通路。四肢肌肉、筋骨、皮毛均通过经络而得到气血滋润濡养,以发挥正常的功用。经络具有传导的功能,能使病邪入里。《素问·缪刺论》说:"夫邪之客于形也,必先舍于皮毛;留而不去,入舍于孙脉;留而不去,入舍于络咏;留而不去,入舍于经脉,内连五脏,散于肠胃"。脏腑的病变,也可以通过经络反映到体表各部。心主血脉,肺主皮毛,脾主肌肉、四肢,肝主筋,肾主骨。因此上肢同样与脏腑、经络有非常密切的关系。切脉寸口能探知脏腑病变,就是一个例证。再如《素问·藏气法时论》说:"心病者,胸中痛、胁支满、膺背肩胛间痛、两臂内痛"。《灵枢·邪气藏府病形》篇说:"小肠病者……肩上热","膀胱病者,肩上热"。《东垣十书》说:"十指麻木,是胃中有湿痰死血","五脏有邪,留在肢节,经云:肺心有邪,其气留于两肘"。儿科推拿中认为"小儿百脉汇于两掌"。

与上肢相连的经络有:手太阴肺经、手阳明大肠经、手少阴心经、手太阳小肠经、手厥阴心包经、手少阳三焦经;阳维;手太阳经别、手少阴经别、手阳明经别、手太阴经别、手少阳经别、手厥阴经别;手太阴络脉、手少阴络脉、手厥阴络脉、手阳明络脉、手太阳络脉、手少阳络脉;手太阳经筋、手少阳经筋、手太阴经筋、手厥阴经筋、手少阴经筋等。

（三）胸腹部

胸腔内居心肺,腹腔内容脾胃肝胆肾大肠小肠胞官膀胱等脏腑,《对时论》说:"胸腹者,五脏六腑之宫城,阴阳气血之发源"。《厘正按摩要术》中说:"胸主分布阴阳,腹为阴中之至阴"。胸腹部与五脏六腑直接相关,故而脏腑有疾会在局部有所反应,《素问·刺热篇》说:"心热病者,先不乐数日,乃热,热争则卒心痛";"肝热病者,小便先黄,腹痛胁满";"脾热病者,腹满泄"。《灵枢·四时气》篇说:"饮食不下,膈塞不通,邪在胃脘"。《灵枢·百病始生》篇说:"虚邪传舍,在肠胃之时,贲响腹张。多寒则肠鸣飧泄,食不化"。关于这方面论述还有很多,如《中藏经》说:"心病则胸中痛,盘则胸腹及腰背引痛及心中疼";"脾病,腹中鸣痛,脾寒则使人腹中痛";"胃寒则腹中痛,虚则胸中短气、谷不化";"肺实则胸满";"大肠积冷则脾痛不能久立";"肾有水则腹大、脐肿、小腹积痛"。在胸腹部操作,施用推拿手法,可达到防治的作用,《素问·举痛论》说:"寒气客于肠胃之间,膜原之下,血不得散,小络急引故痛。按之则气散,故按之痛止"。《肘后备急方》说:"爪其脐上三寸便愈"。在局部施用手法还可用作诊断,如《丹溪心法》说:"以物拄按痛处则止者,挟虚;凡腹痛以手重按者,属虚;凡腹痛不可以手按者,属实"。

与胸腹部相连的经络有:手太阴肺经、手阳明大肠经、足阳明胃经、足太阴脾经、手少阴心经、手太阳小肠经、足太阳膀胱经、足少阴肾经、手厥阴心包经、手少阳三焦经、足少阳胆经、足厥阴肝经;督脉、任脉、冲脉、带脉、阳蹻、阴蹻、阳维、阴维;足太阳经别、足少阴经别、足阳明经别、足少阳经别、足厥阴经别、手太阳经别、手少阴经别、手阳明经别、手太阴经别、手少阳经别、手厥阴经别;手太阴络脉、手少阴络脉、手厥阴络脉、手阳明络脉、手太阳络脉、手少阳络脉、足阳明络脉、足太阳络脉、足少阳络脉、足太阴络脉、足少阴络脉、足厥阴络脉、任脉之络脉,督脉之络脉、脾之络脉、胃之络脉;足太阳经筋、足少阳经筋、足阳明经筋、足太阴经筋、足厥阴经筋、足少阴经筋、手太阴经筋、手厥阴经筋、手少阴经筋等。由此可见除了手三阳经筋之外,所有的经络均予胸腹部相关连。

(四) 腰背部

背为阳,为胸中之府,前内有心肺居之,《素问·金匮真言论》说:"背为阳,阳中之阳,心也;背为阳,阳中之阴,肺也";《素问·脉要精微论》说:"背者胸中之府"。腰内有肾,所以《素问·脉要精微论》说:"腰者肾之腑"。腰前内还有其他脏腑居处。腰又是人身之机关枢纽,《灵枢·刺节真邪》篇说:"腰脊者,身之大关节也"。脏腑有病可引及背部疼痛不舒,《素问·藏气法时论》说:"肺病者,喘咳逆气,肩背痛"。《素问·风论》中说:"肾风之状……脊痛不能正立"。《素问·标本病传论》说:"脾病身痛体重,一日而胀,二日少腹腰脊痛胫酸,三日背胂(lǚ,同'膂')筋痛";"胃病胀满,五日少腹腰脊痛,骱酸,三日背胂筋痛"。《金匮要略》说:"胸痹之病,喘息咳唾,胸背痛,短气"。脏腑有病变,同样可以累及腰部,《素问·脉要精微论》说:"腰者,肾之腑,转摇不能,肾将惫矣"。《素问·藏气法时论》说:"心病者……虚则……胁下与腰相引而痛"。《灵枢·邪气藏府病形》篇说:肺脉"微急,为肺寒热,怠惰,引腰背胸";"小肠病者……腰脊控睾而痛"。《直指方》说:"忧思伤脾则腰痛,忿怒伤肝亦作腰痛"。在腰背部施行推拿手法不仅可以治疗局部病痛,且可治疗有关脏腑病变,如《素问·举痛论》中说:"寒气客于背俞之脉则脉涩,脉涩则血虚,血虚则痛。其俞注于心,故相引而痛。按之则热气至,热气至则痛止也"。《医学准绳六要》中说:"肥人多痰,年高必用人捶而痛快者"。《医学入门》说:"伤寒腰痛……连肩背者,通气防风汤、摩腰丹、屈伸导法"。推拿临床中常用背部之腧穴,这是因为"五脏之系,咸附于背"的缘故。

与腰背部相连的经络有:手阳明大肠经、手太阳小肠经、足太阳膀胱经、足少阴肾经、手少阳三焦经、足少阳胆经;督脉、任脉、冲脉、带脉;足太阳经别、足少阴经别;足少阴络脉、督脉之络脉;足太阳经筋、足少阳经筋、足阳明经筋、手太阳经筋、手阳明经筋等。

(五)下肢部

肝藏血而又主筋,筋需得血之濡养,《素问·五藏生成》说:"足受血而能步,掌受血而能握,指受血而能摄"。除了上面所引用的文献之外,说明下肢通过经络与脏腑相关,脏腑有病可累及下肢的文献还有:《素问·藏气法时论》说:"脾病者,身重,善肌肉痿,足不收行,善瘈,脚下痛";"肺病者……尻阴股膝髀腨胻足皆痛"。《素问·大奇论》说:"肾雍,脚下至少腹满,胫有大小,髀胻大跛,易偏枯"。《东垣十书》说:"五脏有邪,留在肢节,经云:……脾有邪,其气留于两髀;肾有邪,其气留于两膝"。

　　与下肢相连的经络有：足阳明胃经、足太阴脾经、足太阳膀胱经、足少阴肾经、足少阳胆经、足厥阴肝经；冲脉、阳跷、阴跷、阳维、阴维；足太阳经别、足少阴经别、足阳明经别、足太阴经别、足少阳经别、足厥阴经别；足阳明络脉、足太阳络脉、足少阳络脉、足太阴络脉、足少阴络脉、足厥阴络脉；足太阳经筋、足少阳经筋、足阳明经筋、足太阴经筋、足厥阴经筋、足少阴经筋等。

第四章 复式操作法

在小儿推拿临床中,还有三十多种不同名称的复式操作法,有的同名法异、有的法同名异。

运土入水、运水入土,分别是从脾土推运至肾水和从肾水推运至脾土的方法。可是有人将这两种方法的名称定为穴位,这种理解似为不妥。

复式操作法,既不同于单一的手法操作,也不同于复合手法,大多有特定的操作程序和名称,常用的有以下几种。

一、黄 蜂 入 洞

用食(示)、中两指指端在小儿两鼻孔下缘揉动(见图87)。

功能:通窍发汗。

主治:发热无汗

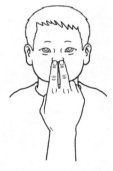 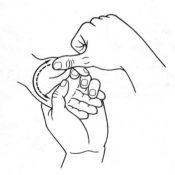

图87 黄蜂入洞　　图88 运土入水,运水入土

二、运 水 入 土

用大指外(桡侧)缘自肾经(肾水)沿掌根运向大指脾经(脾土)(见图88)。

功能：健脾通闭。

主治：腹泻，两便闭结。

三、运 土 入 水

用大指外（桡侧）缘自小儿脾经（脾土）沿其手掌边运向小指端肾经（肾水）。另有推向坎水之说（见图88）。

功能：通利滋肾。

主治：小便赤涩、频数。

四、水 底 捞 月

用冷水滴入小儿手掌心，用中指或大指端从其小指根推运至掌心，边推边吹凉气（见图89）。

功能：清热燥湿、泻火解毒、通散内热。

主治：高热、神昏、目赤、衄血。

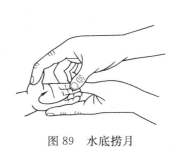 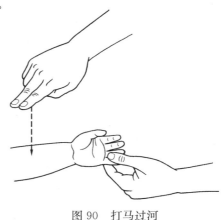

图89　水底捞月　　　　　　　　　图90　打马过河

五、打 马 过 河

先推运内劳宫，然后用左手拿小儿两指，用右手食（示）、中指从总筋处沿其天河水打至肘弯止；或用食（示）、中指从总筋处沿其天河水弹至手腕处(见图90)。

功能:通调气血。

主治:恶寒发热、麻木。

六、开 璇 玑

两拇指沿小儿胸肋由上而下分推;分推至季肋后,从胸骨柄下端向脐处直推;直推后再用右掌摩挪儿腹;摩挪后从脐向下直推(见图91)。

功能:开通闭塞、降逆助运止呕、镇惊止搐。

主治:喘促痰闭、呕吐腹泻、发热惊搐。

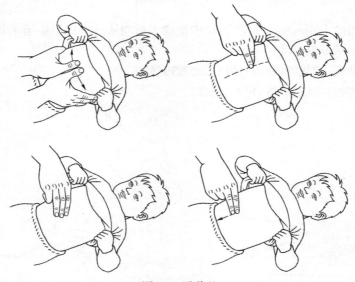

图91 开璇玑

七、按 弦 搓 摩

用双掌在小儿胁肋搓摩,从上至下多次(见图92)。

功能:宣通气机、理气化痰。

主治:咳嗽哮喘、痰积。

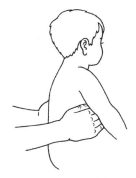

图92 按弦搓摩

八、揉脐及龟尾并擦七节骨

用中指螺纹面或手掌揉小儿神阙后（见图61）再用拇指螺纹或中指螺纹揉小儿龟尾（见图69），最后用拇指螺纹面自龟尾向上重推至命门或自命门向下重推至龟尾（见图67、68）。

功能：通调肠腑、止泻导滞。

主治：泻痢、便秘。

九、总 收 法

用双手中指螺纹面分别按揉小儿左右两侧肩井并再拿肩井（见图93），接着用手拿小儿手指摇动其上肢数次（见图94）。此法通常用于各

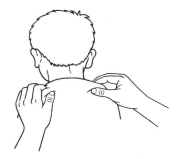

图93 拿肩井

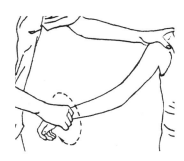

图94 摇上肢

推拿操作之后、治疗结束之前。

功能：提神、开通经气。

主治：感冒、上肢痹痛。

第五章　治　　疗

小儿推拿范围非常广泛,如新生儿疾病,小儿内科、外科、伤科、神经科及某些传染病等等。有的以推拿为主治疗,有的以推拿为辅治疗。

小儿推拿适应对象,传统上以3～6岁为主。小儿传统推拿的方法对3岁以下的效果更佳。由于现在小儿推拿手法汲取融合了不少其他推拿流派手法,治疗范围也随之不断扩大,所以现在儿科推拿对象也增至14周岁以下。

需要说明的是,在书写病案时,小儿推拿的书写方法类似中药处方,如开天门30、分推坎宫30……即手法加穴部名称加推拿次数或加推拿时间。本章中介绍的治疗书写方法是为了习者更加明了和理解而编写的。

一、感　　冒

感冒俗称伤风,是小儿时期最常见的外感性疾病之一。一年四季随着气候的变化均可发生,尤以冬春季节为多见。凡感受外邪,轻浅在表而无流行者,与今之普通感冒相似;或病情较重有流行趋势者,称为重伤风,或时行感冒,与今之流行性感冒相似。临床以发热恶风畏寒、咳嗽流涕、喷嚏为主要症状。

现代医学称感冒为上呼吸道感染,是小儿时期最常见的感染性疾病。上呼吸道感染包括鼻、咽、扁桃体及喉部的感染,70%～80%是由病毒引起。常见有鼻病毒、呼吸道合胞病毒、副流感病毒、柯萨奇病毒、埃可病毒等。现已证实,细菌感染大多数继发于病毒感染之后,以溶血性链球菌最为多见。本病一般预后良好,但婴幼儿的病程可迁延不愈或反复发生。如不及时治疗,容易出现并发症。若向下或邻近器官蔓延,则可发生相应的症状。常见的有支气管肺炎、急性中耳炎、颈淋巴结炎及咽后壁脓肿、病毒性心肌炎。

［病　　因］

感冒主要是外感风、寒、暑、湿或时行疫毒之邪所致,外邪多从皮毛及口鼻侵入。皮毛者肺之合也,小儿肌肤嫩弱,腠理空虚,卫外之气不固,故易感受外邪侵袭肺卫,而引起一系列肺之症状。而外邪又有寒热之分,偏于寒,则寒邪束表,肺气不宣,阳气郁阻,毛窍闭塞;偏于热,则热邪灼肺,腠理疏泄,肺失清肃。

小儿感受外邪之后,容易化热伤阴,风热相搏,肝风内动,而致惊风;感冒热盛,灼液成痰,痰热闭肺,而致痰喘;内伤饮食,复感外邪,或感冒之后,伤及脾胃,而挟食滞。故小儿感冒还可致挟惊、挟痰、挟食滞。

［临床表现］

1. 风寒感冒　恶寒,发热,无汗,鼻塞,流清涕,头疼身痛,咳嗽有痰,舌质淡红,苔薄白,指纹淡红,脉浮紧。

2. 风热感冒　发热较重,恶寒轻,有汗,鼻塞,流黄涕,咽红肿,咳痰黄稠,舌质红,苔黄腻,指纹紫红,脉浮数。

挟食滞者,兼见食欲减退,胸腹胀满或呕吐酸腐,大便腥臭,舌苔黄厚腻,脉浮数有力。

挟惊者,兼见发热汗出不畅,面红耳赤,烦躁不安,肉瞤指动。

挟痰者,兼见咳嗽痰多,鼻煽气急,喘咳。

［治　　疗］

1. 治则　通散解表。

2. 推拿法一

(1) 开天门:用双手拇指螺纹面,自小儿眉心交替向上,推至前发际边缘,约50次(见图22)。

(2) 推坎宫:用双手拇指螺纹面,自小儿眉心沿眉端向两旁推至眉梢,约50次(见图23)。

(3) 揉太阳:用拇指或中指指端按揉眉梢后太阳部,各按揉50次(见图95)。

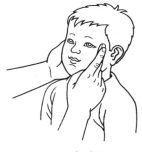

图 95　揉太阳

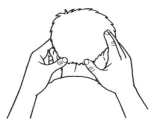

图 96　按风池

（4）黄蜂入洞：用食（示）、中两指指端在小儿两鼻孔下缘揉动，约 100 次（见图 87）。

（5）按风池：用两拇指指端对称用力，按压两侧风池部，10～15 次（见图 96）。

（6）清肺经：用拇指螺纹面着力，自小儿无名（环）指掌面自指尖向指节处直推，约 100 次（见图 31）。

偏寒者，加推三关（见图 47），掐揉二扇门（见图 52、53），拿肩井（见图 93）。

偏热者，加清天河水（见图 48），推六腑（见图 49），揉小天心（见图 44）。

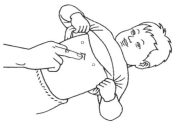

图 97　揉膻中

挟惊者，加清肝经（见图 29），清心经（见图 30），分推大横纹（见图 46），揉小天心（见图 44）。

挟食滞者，加推板门（见图 43），分推腹阴阳（见图 59）。

挟痰者，加揉膻中，用中指端着力，揉胸骨正中、两乳头连续中点处，约 50 次（见图 97）；揉乳根，用中两指指端揉乳头下 2 分处，约 50 次；揉乳旁，用中两指指端揉乳头外旁 2 分处，约 50 次；揉肺俞，用食（示）、中两指指端着力，分别在第三胸椎棘突下、两侧旁开 1.5 寸处作揉法，约 50 次（见图 98）。

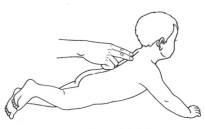

图 98　揉肺俞

3. 推拿法二

(1) **抹印堂**:用双手拇指螺纹面着力于两眉联线中点印堂穴,作上下左右往返抹法,约 10 次。

(2) **按揉太阳**:用双手拇指螺纹面着力,分别按揉眉梢后太阳部,约 1 分钟(见图 95)。

(3) **按揉迎香**:用双手拇指螺纹面着力,分别按揉鼻翼旁 0.5 寸、鼻沟中之迎香部,约 1 分钟(见图 87)。

(4) **按风池**:用双手拇指螺纹面对称用力,按压两侧胸锁乳突肌与斜方肌之间、平风府穴之风池,约 1 分钟(见图 96)。

(5) **拿肩井**:用拇指与食(示)、中指指端对称用力拿大椎与肩峰连线中点之肩井部,3～5 次(见图 93)。

(6) **推肺俞**:用一指禅推或指揉推第三胸椎棘突下两侧旁开 1.5 寸处,约 300 次。在背部自上而下分推称"开背"。

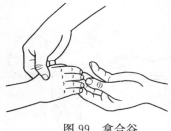

图 99 拿合谷

偏寒者,加按揉列缺,用拇指指端着力,按揉桡骨茎突上方,腕横纹上 1.5 寸处,约 1 分钟;拿合谷,用拇指与食(示)指对称用力,拿手背第一与第二掌骨之间之合谷部,3～5 次(见图 99)。

偏热者,加按揉曲池,用双手拇指螺纹面着力,按揉肘横纹外侧端陷中处,约 50 次;按揉外关,用双手拇指螺纹面着力,按揉腕背横纹上 2 寸、桡骨与尺骨之间处,约 50 次。

[方　药]

1. 风寒感冒　荆防败毒散(荆芥、防风、羌活、独活、柴胡、前胡、川芎、枳壳、人参、茯苓、桔梗、甘草),日服 3 次,每次 1.5 克。

2. 风热感冒　银翘散(金银花、连翘、豆豉、牛蒡子、薄荷、荆芥穗、桔梗、甘草、竹叶、鲜芦根),日服 2 次,每次 1.5 克。

[注意事项]

1. 增强体质,提高抗病能力。

2. 加强护理,慎衣着,适寒热,避风邪。

3. 注意休息,起居有常,多喝水,饮食有节。

4. 流行季节,忌参加群体性活动。

二、头 痛

头痛,在临床上较为常见,多种急慢性疾病都可以出现头痛。早在《内经》中就有关于头痛的论述:"首风之状,头面多汗恶风,当先风一日则病甚,头痛不可以出内。"(《素问·风论》)婴幼儿头痛不能自诉,往往表现以手打自己的头,突然尖声哭叫或烦躁不安;年长儿一般能说明头痛症状。因此,要注意辨别。

现代医学认为头痛的原因很多,小儿时期最常见的是全身性疾病。如发热、营养不良、高血压、代谢或内分泌失调的疾病,各种中毒以及精神紧张等;还可见于颅外局部因素,颅脑内疾病等因素,均可造成小儿头痛。推拿适于治疗无器质性疾病的功能性头痛。

[病 因]

头为诸阳之会,凡五脏之精血,六腑之清阳,皆上注于头。无论外感、内伤,皆可循经上逆而致头痛。

1. 外感头痛 小儿肌肤嫩薄,卫外未固,易受外邪,风为百病之始,风邪挟寒、挟热、挟湿等由肌表客于经络,气血阻滞,上扰清空,清阳受阻,则致头痛。

2. 内伤头痛 小儿内伤头痛主要责之于肝、脾、肾。若情志不和,肝失疏泄,郁而化火,或肝肾阴亏,水不涵木,肝阳上扰,清窍受扰而头痛;或因脾胃虚弱,失于健运,生化不足,营血亏虚,不能上荣脑髓而头痛;若脾虚生湿,湿聚成痰,痰浊上扰,阻遏清阳而头痛;若禀赋不足,肾阴久亏,髓海空虚亦可发生头痛。

[临床表现]

1. 风寒头痛 外感风寒症状尽或未尽,头痛时作,吹风遇寒辄发,痛连项背,口和不渴,婴幼儿常见两眉频蹙,时作烦哭,头得温而稍安。苔薄白,指纹淡红,脉浮。

2. 痰湿头痛 头痛昏蒙,呕恶烦乱,或时吐痰涎,胸闷,舌苔白腻,指纹沉,脉滑。

3. 血虚头痛 头痛而晕,眼花发黑,心悸,初则尤甚,面色无华,纳呆,舌质淡白,指纹淡,脉细而涩。

〔治　疗〕

1. 治则 风寒头痛则疏风祛寒,通络止痛;痰湿头痛则健脾祛湿,化痰止痛;血虚头痛则养血充髓止痛。

2. 推拿法一(治风寒头痛)

(1) 开天门:用双手拇指螺纹面,自小儿眉心交替向上,推至前发际边缘,约50次(见图22)。

(2) 推坎宫:用双手拇指螺纹面,自小儿眉心沿眉毛向两旁推至眉梢,约50次(见图23)。

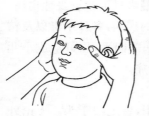

图100　推运太阳

(3) 推运太阳:用拇指或中指指端,在小儿眉梢后处的太阳处作推运法,约50次(见图100)。

(4) 揉一窝风:用拇指指端力,在小儿掌背腕横纹中点凹陷处作揉法,约50次(见图56)。

(5) 推三关:用拇指或食(示)、中两指螺纹面着力,自小儿腕横纹桡侧端沿前臂向肘横纹外侧缘直推,约300次(见图47)。

(6) 揉二扇门:用食(示)、中两指螺纹面着力,分别在小儿掌背食(示)指与中指、中指与无名指指根交接处作揉法,约50次(见图52)。

(7) 按风池:用两拇指指端用力,分别按压两风池部10～15次(见图96)。

3. 推拿法二(治痰湿头痛)

(1) 补脾经:用拇指螺纹面着力,在小儿拇指螺纹面作旋推,约300次(见图28)。

(2) 推运内八卦:用拇指螺纹面着力,在小儿掌心四周处作推运法,约50次。

(3) 清肺经:用拇指螺纹面着力,在小儿无名指掌面自指尖直推向指节,约100次(见图31)。

（4）揉外劳宫：用中指螺纹面着力，在小儿掌背第三与第四掌骨歧缝间凹陷中，与内劳宫相对处作揉法，约 50 次（见图 101）。

（5）揉小天心：用中指螺纹面着力，在小儿手掌大、小鱼际交接处之凹陷中作揉法，约 50 次（见图 44）。

（6）揉一窝风：用拇指指端着力，在小儿掌背腕横纹中点凹陷处作揉法，约 50 次（见图 56）。

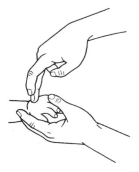

图 101　揉外劳宫

（7）揉膊阳池：用拇指指端着力，在小儿腕横纹中点直上 3 寸处作揉法，约 50 次（见图 57）。

4. 推拿法三（治血虚头痛）

（1）补脾经：用拇指螺纹面着力，在小儿拇指螺纹面作旋推，约 300 次（见图 28）。

（2）补肾经：用拇指螺纹面着力，在小儿小指螺纹面作旋推，约 300 次（见图 32）。

（3）揉板门：用拇指指端着力，在小儿大鱼际作揉法，约 50 次（见图 42）。

（4）清补心经：用拇指螺纹面着力，在小儿中指螺纹面，先自指尖直推向指节处，约 100 次，然后作旋推，约 300 次（见图 30）。

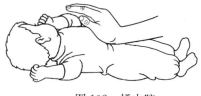

图 102　揉中脘

（5）揉中脘：用手掌大鱼际、掌根部或中指指端着力，在小儿脐中直上 4 寸处作揉法，约 3 分钟（见图 102）。

（6）推揉脾俞、肾俞：一指禅推或指揉小儿背部第十一胸椎及第二腰椎棘突下两侧旁开 1.5 寸处，各 300 次（见图 114）。

（7）揉足三里：用拇指端着力，在小儿外膝眼下 3 寸、胫骨外 1 寸处作揉法，约 50

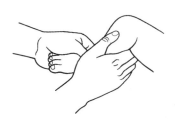

图 103　揉足三里

次（见图 103）。

[方　药]

1. 风寒头痛　川芎茶调散（荆芥、防风、羌活、川芎、茶叶、白芷），日服 2 次，每次 1.5 克。

2. 痰湿头痛　二陈汤加减（白术 6 克、天麻 6 克、半夏 3 克、陈皮 6 克、茯苓 6 克、炙甘草 3 克），日服 3 次，每次 1.5 克。

3. 血虚头痛　四物汤（当归 6 克、白芍药 6 克、川芎 3 克、熟地黄 6 克）日服 3 次，每次 1 剂。

[注意事项]

1. 预防感冒，防止外感头痛。

2. 做好护理，保持环境安静，减少刺激。

3. 遇到小儿头痛剧烈，伴有高热、项强、呕吐，应进一步检查防止意外。

三、不　寐

不寐，是指小儿经常性不能获得正常睡眠，或睡眠不佳，时寐时醒为主证的病证。小儿较成人少见，常因客忤惊啼，禀赋不足，阴虚心烦；或喂养不当，脾寒宿食，以及学龄儿童学习紧张，思虑太过等所致。

现代医学认为睡眠是一个生理过程，依赖于大脑皮质和皮质下神经活动的调节，如果受到外界的刺激或身体本身的不适的影响，都可使大脑有一定强度的兴奋灶，而导致不寐，又称失眠。

[病　因]

1. 心肾不交　小儿先天禀赋不足，或久病伤阴，肾阴亏损，肾水不能上承于心，水不济火，则心阳独亢，心肾不交，而见夜不能寐，烦躁不安。

2. 心神不宁　小儿脏腑娇嫩，心气怯弱，脑髓未充，若暴受惊骇，目触异物，耳闻异声，则耳目受惊，心气被扰，元神不藏，而致不寐。

3. 心脾两亏　学习紧张，思虑太过，伤及心脾，心伤则阴血暗耗，脾伤则无以化生精微，血虚不能养心，而致心神不宁，难以入睡。

4. 乳食积滞 喂养不当,乳食积滞胃肠,胃不和则卧不安而失眠。

[临床表现]

1. 心肾不交 形体羸瘦,神气不足,目光无神,不寐或睡中易惊醒,或便溏色青,小便时黄。指纹淡,舌尖红,脉细或脉数。

2. 心神不宁 面色乍青乍白,眼神凝视呆滞,惕惕不安,不寐或睡梦易惊。指纹沉滞,舌淡苔薄,脉弦细而数。

3. 心脾两亏 不寐而终日闷郁不宁,体倦神疲,不思饮食,面色少华,时作心悸。指纹淡,舌淡苔白,脉细弱。

4. 乳食积滞 不寐,兼有不思乳食,嗳腐口臭,呕恶腹胀,或腹痛拒按,大便臭秽。指纹紫,舌苔厚腻,脉滑。

[治 疗]

1. 治则 宁心安神,调和阴阳。

2. 推拿法

(1) 揉小天心:用中指螺纹面着力,在小儿手掌大、小鱼际交接处之凹陷处用揉法,约 50 次(见图 44)。

(2) 清心经:用拇指螺纹面着力,在小儿中指螺纹面自指尖直推向指节,约 100 次(见图 30)。

(3) 补脾经:用拇指螺纹面着力,在小儿拇指螺纹面作旋推,约 300 次(见图 28)。

(4) 补肾经:用拇指螺纹面着力,在小儿小指螺纹面作旋推,约 300 次(见图 32)。

(5) 分阴阳:用双手拇指螺纹面着力,自小儿掌后横纹中点向两旁分推,约 300 次(见图 46)。

(6) 揉二人上马:用拇指指端着力,在小儿手背无名指及小指掌指关节后陷中作揉法,约 50 次。

(7) 清天河水:用拇指或食、中两指螺纹面着力,自小儿腕横纹中点向肘横纹中点处直推,约 300 次(见图 48)。

(8) 推运内八卦:用拇指螺纹面着力,在小儿掌心四周作推运法,约 50 次。

(9) 推、揉心俞:一指禅推或指揉小儿背部第五胸椎棘突下两侧旁开 1.5 寸处,约 300 次(见图 98)。

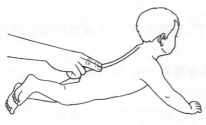

图 104 揉大肠俞

心肾不交者,加揉翳风,用中指指端着力,在小儿耳后翳风穴作揉法,约 50 次;一指禅推或指揉小儿第二腰椎棘突下两侧旁开 1.5 寸肾俞处,约 300 次(参见图 113);一指禅推或指揉小儿第四腰椎棘突下两侧旁开 1.5 寸大肠俞处,约 300 次(见图 104);擦命门,用小鱼际着力,在小儿第二腰椎下的命门穴作来回横向擦动,以温热为度。

心脾两亏者,加一指禅推或指揉小儿背部第十一胸椎棘突下两侧旁开 1.5 寸脾俞处,约 300 次(参见图 114);一指禅推或指揉小儿背部第七胸椎棘突下两侧旁开 1.5 寸膈俞处,约 300 次;用拇指螺纹面着力,在小儿内踝上 3 寸三阴交处作按揉法,约 300 次(见图 105)。

乳食停滞者,加推板门(见图 43);清大肠(见图 39);揉中脘(见图 102);揉龟尾(见图 69)。

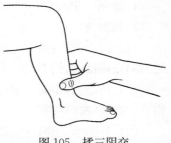

图 105 揉三阴交

〔方　药〕

1. 心肾不交　朱砂安神丸(黄连、朱砂、生地黄、归身、甘草),日服 2 次,每次 1.5 克。

2. 心神不宁　珍珠母丸(珍珠母、当归、熟地、人参、酸枣仁、柏子仁、犀角、茯神、沉香、龙骨),日服 2 次,每次 1.5 克。

3. 心脾两亏　归脾汤加减(制首乌 3 克、龙齿 6 克、党参 6 克、黄芪 6 克、白术 6 克、茯神 6 克、酸枣仁 6 克、桂圆肉 6 克、木香 6 克、炙甘草 3 克、当归 6 克、远志 6 克、生姜 3 克、大枣 5 枚),日服 3 次,每日 1 剂。

4. 乳食积滞　消乳丸合半夏秫米汤(香附 3 克、神曲 6 克、麦芽 6 克、陈皮 6 克、砂仁 3 克、炙甘草 3 克、半夏 3 克、北秫米 6 克),日服 3 次,每日 1 剂。

［注意事项］

1. 合理安排小儿的睡眠与活动,避免过度兴奋。

2. 学龄儿童,若学习紧张,而有精神负担,应予以开导,配合治疗。

四、夜　　啼

小儿夜啼民间俗称夜啼郎,多见于 1 岁以内的乳婴儿,是指小儿白天安静,入夜则间歇啼哭或持续不已,或每夜定时啼哭,甚至通宵达旦的病证。

现代医学认为小儿哭闹分为生理性啼哭及病理性啼哭两类。婴幼儿由于饥饿、身体某处不舒服或受强大音响刺激等而护理不当均可引起哭闹;而任何由于疾病引起的小儿身体不适或疼痛也可出现哭闹,其中蛲虫感染、佝偻病、手足搐搦症等疼痛为小儿夜间哭闹的常见原因。

本篇所指的夜啼,是由于脾寒、心热、惊吓、食积等引起的。

［病　　因］

1. 脾寒　小儿脾常不足,喜温而恶寒,若先天不足,后天又失调养,脏腑受寒,寒邪潜伏于脾,气血凝滞,腹痛而啼。

2. 心热　因胎中受热结于心脾,或邪热上乘于心,心火太盛,内热烦躁,不得安寐。

3. 惊吓　小儿神气不足,心气怯弱,若因胎中受惊或目触异物,暴受惊恐,神志散乱,心志不宁,神不守舍,惊惕不安,故在梦中哭闹惊啼。

4. 食积　乳食积滞,胃脘胀痛,"胃不和,则卧不安",夜卧不安则啼。

［临床表现］

1. 脾寒　面色㿠白或青,神怯困倦,四肢欠温,睡喜伏卧,啼而曲腰,下半夜更甚,啼声低微,腹部得温或抚摩则缓之,食少便溏。舌淡苔薄白,指纹淡红。

2. 心经积热　面红目赤,烦躁不安,睡喜仰卧,恶见灯光,啼声响亮,手腹较热,小便短赤或大便秘结。舌尖红,苔黄,指纹青紫。

3. 惊吓　面色乍青乍白,惊惕不安,梦中啼哭,声惨而紧,呈恐惧状,喜抚抱而卧。指纹沉滞。

4. 食积 厌食吐乳,嗳气泛酸,脘腹胀满,睡卧不安。舌苔厚腻,指纹色紫。

[治 疗]

1. 治则 安神宁心。

2. 推拿法

(1) 清心经:用拇指螺纹面着力,在小儿中指拇指螺纹面自指尖向指节处直推,约 100 次(见图 30)。

(2) 清肝经:用拇指螺纹面着力,在小儿食(示)指螺纹面自指尖向指节处直推,约 100 次(见图 29)。

(3) 揉小天心:用中指端着力,在小儿掌心大、小鱼际交接之凹陷处作揉法,约 50 次(见图 44)。

(4) 按揉百会:用拇指端着力,在小儿头顶正中线两耳尖连线交叉点作按揉法,约 30 次(见图 106)。

(5) 摩囟门:用食(示)、中、无名指指面抚摩小儿前发际上 2 寸囟门部,约 100 次(见图 107)。

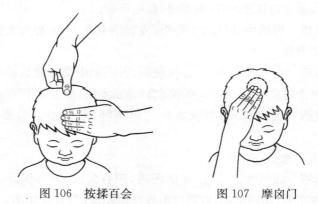

图 106 按揉百会 图 107 摩囟门

脾寒者,加补脾经;揉外劳宫(见图 101);推三关(见图 47);摩腹(见图 60);一指禅推或指揉小儿背部第十一胸椎棘突下两侧旁开 1.5 寸脾俞处,约 300 次;按揉足三里(见图 103)。

积食者,加清脾胃(见图 28);清大肠(见图 39);揉板门(见图 42);

推运内八卦,用拇指螺纹面着力,在小儿掌心四周作推运,约 100 次;推中脘(参见图 91);推下七节骨(见图 68);

心热者,加清小肠(见图 39);水底捞月(见图 89);清天河水(见图 48);推六腑(见图 49)。

惊恐者,加掐肝经,用拇指指甲着力,在小儿食指螺纹面作掐法,约 5 次;掐心经,用拇指指甲着力,在小儿中指螺纹面作掐法,约 5 次;掐小天心,用中指指甲着力,在小儿掌面大小鱼际交接处之凹陷中作掐法,约 5 次;掐精宁(见图 55)。

在每穴行掐法之后,稍作揉动。

[方　药]

1. 脾寒　乌药散(乌药、白芍、香附、高良姜),日服 2 次,每次 1.5 克。

2. 心经积热　导赤散(生地黄、木通、竹叶、甘草),日服 2 次,每次 1.5 克。

3. 惊吓　朱砂安神丸(黄连、朱砂、生地黄、归身、甘草),日服 2 次,每次 1.5 克

4. 食积　保和丸(山楂、神曲、半夏、茯苓、陈皮、连翘、萝卜子),日服 2 次,每次 1.5 克。

[注意事项]

1. 平素寒温宜调护,防受寒受凉,饮食不宜过凉。

2. 新生儿当服黄连汤少许,以解胎热;乳妇生后不宜多服香燥炙炼之品。

3. 小儿气弱,避免异声异物,防惊恐。

4. 饮食有节,避免过饱伤脾。

五、咳　嗽

咳以声言,嗽以痰名,有声有痰谓之咳嗽,是儿科最为常见的肺系证候之一。小儿咳嗽外感者多见,而内伤者少,四季均可发病,尤以冬春季为多。一般预后良好,但肺为娇脏,加之小儿肤薄神怯,卫外不固,易为外邪所侵,若治而不当,或失治、误治,损伤肺气则病久难愈。

现代医学认为咳嗽是呼吸道防御反射性运动。多种疾病如上呼吸道感染、肺炎及百日咳、麻疹等传染性疾病均可引起咳嗽,而本文所述及的仅是指以咳嗽为主症的急、慢性支气管炎而言,发病可急可缓,病原是各种病毒及细菌,或合并感染。营养不良、佝偻病、变态反应,及慢性鼻炎、咽炎等皆可为本病的诱因。

[病　因]

《素问·咳论》云:"五脏六腑皆令人咳,非独肺也。"《临证指南医案》又云:"咳为气逆,嗽为有痰,内伤外感之因甚多,确不离乎肺脏为患也。"故小儿咳嗽,虽多涉及他脏,但仍以肺脏为主。凡外感或内伤等诸因所致之肺气宣降功能失调,气逆痰动,均可产生咳嗽。

[临床表现]

1. 外感咳嗽　咳嗽有痰,鼻塞,流涕,恶寒,头痛,苔薄,脉浮。

若为风寒者兼见痰、涕清稀色白,恶寒重而无汗。苔薄白,指纹浮红,脉浮紧。

若为风热者兼见痰、涕黄稠,稍畏寒而微汗出,口渴,咽痛,发热。苔薄黄,指纹浮红,脉浮数。

2. 内伤咳嗽　久咳,身微热或干咳少痰,或咳嗽痰多,食欲不振,神疲乏力,形体消瘦。苔薄色绛,指纹沉紫,脉沉无力。

[治　疗]

1. 治则　宣通止咳。

2. 推拿法一

(1) 清肺经:用拇指螺纹面着力,自小儿无名指指端直推向指节处,约100次(见图31)。

(2) 按天突:用中指端着力按胸骨切迹上缘凹窝处,约300次(见图108)。

(3) 推揉膻中:用一指禅推或中指端揉胸骨正中、两乳连线中点处,约30次,再用食(示)、中指指端自胸骨切迹向下推至剑突,约150次(参见图97)。

(4) 推揉乳旁:用一指禅推或中指端揉乳头外旁开2分处,约300次。

（5）推揉乳根：用一指禅推或中指端揉乳头下 2 分处，约 300 次。

（6）擦膻中：用食（示）、中、无名（环）指螺纹面着力沿胸骨柄上下摩擦，以擦热为度（参见图 20）。

（7）擦肺俞：用食（示）、中、无名（环）指指面或小鱼际擦第三胸椎下旁开 1.5 寸处，擦至局部发热。

外感咳嗽者，加开天门（见图 22）；推坎宫（见图 23）；推太阳（见图 100）；黄蜂入洞（见图 87）；按风池（见图 96）；推六腑（见图 49）；拿合谷（见图 99）。

偏寒者，加揉太阳（见图 95）；揉外劳宫（见图 101）；揉二扇门（见图 52）；推三关（见图 47）。

内伤咳嗽者，加补脾经（见图 28）；补肾经（见图 32）；补肺经，用拇指螺纹面着力，在小儿无名（环）指螺纹面作旋推，约 300 次；揉中脘（见图 102）；按揉足三里（见图 103）；用一指禅推或揉肺俞（见图 98）；用一指禅推或揉肾俞（参见图 114）。

3. 推拿法二

（1）擦胸：用手食（示）、中、无名（环）指三指指面，沿胸骨柄上下纵向竖擦胸部，以热为度（见图 20）。

（2）推膻中：用一指禅推法，推二乳头联线中点处，约 300 次。

（3）推大椎：用一指禅推法，推第七颈椎下，约 300 次。

（4）推风门：用一指禅推法，推第二胸椎棘突下两侧旁开 1.5 寸处，约 300 次。

（5）推揉肺俞：用一指禅推或揉第三胸椎棘突下旁开 1.5 寸处，约 300 次（见图 98）。

外感者，加抹印堂，用两拇指螺纹面着力，从印堂抹至前发际，再分抹至两颞部，各 3～5 遍；揉太阳（见图 95）；拿颈项，用拇指与食（示）、中指螺纹面对称着力拿颈项部，3～5 遍；拿合谷（见图 99）。

内伤者，加揉中脘（见图 102）；用一指禅推或指揉第二腰椎棘突下两侧旁开 1.5 寸肾俞处，约 300 次（参见图 113）；擦命门，用小鱼际着力，擦推第二腰椎棘突下命门部，以热为度。

〔方　　药〕

1. 外感咳嗽

偏风寒者：金沸草散（金沸草、前胡、荆芥、细辛、半夏、茯苓、甘草、生姜、大枣），日服 2 次，每次 1.5 克。

偏风热者：桑菊饮（桑叶 3 克、菊花 3 克、连翘 6 克、薄荷 3 克、桔梗 6 克、杏仁 3 克、芦根 6 克、甘草 3 克），日服 3 次，每日 1 剂。

2. 内伤咳嗽

六君子汤（人参 3 克、炙甘草 3 克、茯苓 6 克、白术 6 克、陈皮 3 克、制半夏 3 克），日服 3 次，每日 1 剂。

［注意事项］

1. 慎衣着，适寒热，防外感。

2. 少食辛辣香燥炙及肥甘厚味的食物，防内伤乳食。

3. 外邪未解之前，忌食油腻荤腥；咳嗽未愈之前，忌食过咸过酸食物。

六、支气管肺炎

支气管肺炎又称小叶肺炎、小病灶肺炎，是小儿最常见的肺炎。四季均可发病，尤以冬春寒冷季节及气候骤变时多见。患病后患儿免疫力比较差，容易再受感染。

中医学对本病的论述常见于"喘咳"、"伤寒"、"温病"等病证之中。

［病　　因］

支气管肺炎大部分由于肺炎球菌所致，也可由葡萄球菌、链球菌、流感杆菌、肺炎杆菌等所致。诱发肺炎的原因很多，主要是由于体弱、营养不良、佝偻病、维生素 A 缺乏症、呼吸道感染、消化功能紊乱等。由于婴幼儿的肺脏富有结缔组织，弹力纤维不发达，肺泡的数量较少，其间质富于血管、淋巴管及淋巴间隙，因而肺脏含气量少而血量多。加之支气管的直径小，肺内分泌物不易排出去，以及婴幼儿中枢神经系统发育还不成熟，机体的调节功能低下，容易发生肺炎。

中医学认为本病多因肺气虚弱，外邪犯肺，正不胜邪，肺气上逆，闭阻气道，而发生咳嗽、发热等症。

［临床表现］

1. **风寒闭肺**　发热无汗,恶寒不渴,咳嗽气急。苔白腻,指纹红,脉浮数。

2. **风热闭肺**　发热恶风,口渴咽红,咳嗽气促。苔黄,指纹浮紫,脉浮数。甚则高热烦躁,咳嗽气急,鼻煽,喉鸣痰涌,面唇青紫,尿黄便干。苔黄厚,指纹紫,脉滑数或洪数。邪热内陷则气促唇紫,昏迷抽搐等。

3. **正虚邪陷**　心阳不振者见咳喘痰壅,面色青紫,四肢厥冷,烦躁不安。指纹淡滞,脉虚数或微细。阳气虚脱者还可见到面色青灰,大汗淋漓。

4. **正虚邪恋**　肺气虚者面色㿠白,动则汗出,四肢欠温,神疲纳差,咳嗽痰鸣,发热。舌淡苔薄,脉细。肺阴虚者,则见低热多汗,面唇红,干咳无痰。指纹淡,舌红苔光无津,脉细数。

[治　疗]

1. **治则**　宣肺通闭。

2. **推拿法**

(1) 清肺经:用拇指螺纹面着力,自小儿无名(环)指掌面指端直推向指节处,约 100 次(见图 31)。

(2) 清天河水:用拇指螺纹面或食(示)、中指螺纹面着力,自小儿腕横纹中点沿前臂正中推向肘横纹中点,约 300 次(见图 48)。

(3) 推六腑:用拇指螺纹面或食(示)、中指螺纹面着力,自小儿肘横纹内侧端沿前臂尺侧推向腕横纹尺侧端,约 300 次(见图 49)。

(4) 按天突:用中指端着力,按胸骨切迹上缘、凹窝正中处,约 10 次(见图 108)。

(5) 开璇玑:两拇指自患儿胸肋由上而下向左右分推;分推至季肋后,从胸骨尖突向脐处直推;直推后再用右掌摩挪儿腹;摩挪后从脐向下直推,各 50 次。

(6) 按弦搓摩:用双掌在小儿两腋下胁肋处从上至下搓摩,约 50 次(见图 92)。

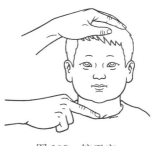

图 108　按天突

(7) 推、揉肺俞:一指禅推或指揉第三胸椎棘突下旁开 1.5 寸处,约 300 次(见图 98)。

偏寒者,加黄蜂入洞(见图 87);按风池(见图 96);揉二扇门(见图
53);擦胸背(见图 20)。

偏热者,加清大肠(见图 38);分推膻中(见图 11);推天柱骨(见图
26);分推肺俞,用两拇指分别自小儿肩胛骨内缘从上而下推动,约 100
次(见图 109)。

热毒甚者,加掐十王,用拇、食两指甲掐刺小儿十指指甲甲根两侧,
各掐约 5 次;掐精宁(见图 55);清心经(见图 30);揉小天心(见图 44);
水底捞月(见图 89);推膻中(参见图 91)。

[方　药]

1. 风寒闭肺　三拗汤(麻黄 3 克、杏仁 3 克、苏子 3 克、甘草 3 克、陈
皮 3 克、半夏 3 克),日服 3 次,每日 1 剂。

2. 风热闭肺　麻杏石甘汤(麻黄 1.5 克、杏仁 3 克、生石膏 3 克、生
甘草 3 克、桔梗 6 克、黄芩 3 克),日服 3 次,每日 1 剂。

3. 正虚邪陷　参附龙牡救逆汤(人参 3 克、附子 3 克、五味子 6 克、
龙骨 6 克、牡蛎 6 克),日服 3 次,每日 1 剂。

4. 正虚邪恋

肺气虚者:参苓白术散(党参、白茯苓、炒白术、陈皮、炙百部、法半
夏),每日 2 次,每次 1.5 克。

肺阴虚者:沙参麦冬汤(沙参 6 克、麦门冬 6 克、玉竹 6 克、天花粉 3
克、地骨皮 6 克),日服 3 次。每日 1 剂。

[注意事项]

1. 增强体质,防止感冒。

2. 积极防治佝偻病和营养不良。

3. 冬春季节少带小儿到公共场所,预防各种传染病。

4. 病邪在表者,取微汗,勿受凉,忌用凉水擦拭及冰袋冷敷。

5. 对重症患儿要加强护理,密切观察病情变化。

七、哮　喘

小儿哮喘是一种发作性的痰鸣气喘疾病,临床上以阵发性哮鸣气

促、呼气延长为其特征,严重时可出现张口抬肩、呼吸困难,难以平卧等症状。喘是指呼吸时气息急促;哮是指声响、呼吸时喉中有哮鸣声。哮与喘虽是两个不同的证候,但密切关联,难以区分,故通称哮喘。

现代医学将哮喘病称为支气管哮喘,这是一种常见的呼吸道过敏性疾病。由于支气管反应性过度增高,支气管黏膜水肿,分泌物增多而黏稠,管壁平滑肌收缩使气道发生可逆性痉挛和狭窄,引起发作性带有喘鸣音的呼气性呼吸困难。本病多见于4～5岁以上小儿,婴幼儿时期也可开始发病。由于过敏因素或气候变化、情绪激动均可引起发作。多数患儿经治疗,生长发育成熟后,能逐渐康复。

[病　因]

哮喘发作主要原因在于小儿素有痰饮内伏,复为外邪六淫所侵,或食冷酸咸肥甘所伤,或情志抑郁,或环境骤变,吸入粉尘、煤烟等诱因,触动伏痰,痰随气动,气因痰阻,相互搏击,阻塞气道,而致肺管狭窄,气机升降不利,气痰相引,搏击喉间,发为呼吸困难,气息喘促,喉间哮鸣。《景岳全书》指出:"喘有夙根,遇寒即发,或遇劳即发者,亦名哮喘。"《证治补汇》中云:"因内有壅塞之气,外有非时之感,膈有交阻之痰,两者相合,必聚气道,发为哮病。"

[临床表现]

寒喘,则兼见形寒无汗,咳痰稀白多沫,四肢不温,面色苍白,口不渴。指纹红,苔薄白,脉浮滑。

阳虚者,可见面色青灰,神疲肢冷,头汗涔涔,小便清长。

热喘者,则兼见发热、面红,痰稠色黄,口渴喜冷饮,小便黄赤,大便干结。指纹紫,苔薄黄,脉滑数。

[治　疗]

1. 治则　宽胸通降,化痰平喘。

2. 推拿法一

(1) 清肺经:用拇指螺纹面着力,自小儿无名(环)指端直推向指节处,约100次(见图31)。

(2) 补脾经:用拇指螺纹面着力,在小儿拇指螺纹面旋推,约300次(见图28)。

(3) 按天突：用中指端着力，按小儿胸骨切迹上缘、凹窝正中处，约10次（见图108）。

(4) 揉膻中：用中指端着力，在小儿胸骨正中，两乳连线中点作揉法，约50次（见图97）。

(5) 揉乳根、乳旁穴：用食（示）、中指端着力，分别在小儿乳下2分处，及乳外旁2分处作揉法，约50次。

(6) 搓胁：用双掌在小儿两腋下胁肋处，自上而下搓动，约50次（见图92）。

(7) 揉丹田：用掌根在小儿脐下2寸丹田穴部揉动，3～5分钟（见图68）。

(8) 捏脊：用拇指桡侧缘顶住皮肤，食（示）、中两指前按，三指同时用力提拿肌肤，沿患儿脊柱，自下而上，双手交替捻动向前推行3～5次（见图66）。

(9) 推、揉肺俞：一指禅推或指揉第三胸椎棘突下两侧旁开1.5寸处，约300次（见图98）。

寒喘者，加补肺经（见图32）；拿合谷（见图99）；推三关（见图47）；擦膻中（见图20）；按风池（见图96）；拿肩井（见图93）；擦肺俞，用食（示）、中、无名（环）指螺纹面着力，擦肺俞穴部，以热为度。

寒喘兼阳虚者，加补肺经（见图31）；补肾经（见图30）；一指禅推或揉脾俞（参见图113）；一指禅推或揉肾俞（参见图113）；按揉三阴交（见图105）。

热喘者，加清大肠（见图39）；推六腑（见图49）；推膻中，推脊（见图65）。

3. 推拿法二

(1) 抹印堂：用双手拇指螺纹面着力，推抹印堂至发际；再分抹前额至颞部，各3～5遍。

(2) 抹迎香：用双手拇指螺纹面着力，沿鼻梁两侧，从鼻根抹至迎香，3～5遍。

(3) 拿风池：用拇指与食（示）指指端对称用力，按压胸锁乳突肌与斜方肌之间、平风府之风池处，3～5次（见图96）。

(4) 推定喘：用一指禅推法，推大椎旁开0.5寸处，约300次。

（5）按丰隆：用拇指指端着力，按揉外踝高点上 8 寸距胫骨前缘约 2 寸处，约 30 次。

偏寒者，加擦胸部（见图 20）；擦背部，用手掌掌面推擦背部，擦热为度。

寒喘兼阳虚者，加擦督脉，用小鱼际着力，沿脊椎督脉自上而下推擦，3～5 遍（见图 110）；擦肾俞，用小鱼际着力，沿第二腰椎棘突下命门及两侧肾俞穴部，擦热为度。

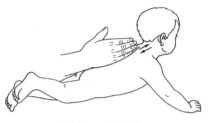

图 109　擦督脉

热喘者，加擦胸部（见图 20）；按揉中府，用中指指端点揉胸前壁外上方、前正中线旁开 6 寸、平第 1 肋间隙处，3～5 次；按揉云门，用中指指端点揉胸前壁外上方、前正中线旁开 6 寸锁骨外端下缘凹陷中，3～5 次；按揉璇玑，用中指指端点揉前正中线、胸骨柄中央处，3～5 次；按揉膻中（见图 97）。

［方　　药］

1. 寒喘者　小青龙汤（麻黄 6 克、桂枝 6 克、芍药 6 克、甘草 3 克、干姜 3 克、细辛 3 克、半夏 6 克、五味子 3 克），日服 3 次，每日 1 剂。

2. 热喘者　麻杏石甘汤（麻黄 6 克、杏仁 6 克、石膏 6 克、甘草 3 克），日服 3 次，每日 1 剂。

［注意事项］

1. 起居有常，寒温调适，防止感冒。

2. 饮食有节，宜食清淡，忌食过敏食物。

3. 平素注意扶正强身，尤以补肺、健脾、益肾。

八、发　热

发热是指体温异常升高，为小儿常见的一种临床症状由于小儿具有"阳常有余，阴常不足"的生理特点，很多急、慢性病证均可出现发热。根据发热的原因，可以分为外感及内伤两个方面，但是由于小儿体质的不同,病情的变化往往比较复杂,必须结合时令、气候和证候表现的差异加以辨别和处理。

现代医学认为,体温的恒定受体温调节中枢的支配,通过自主神经及其在各组织器官的温度感受器的冲动来调节产热和散热过程,保持两者的功能达到平衡。正常小儿每日体温可有波动,当超过基础体温1℃时,可认为发热(测体温应在活动后半小时,进食后1小时为准)。发热是由多种疾病引起,但热度的异常升高与疾病的严重程度不一定成正比。若不明原因发热及反复发热,应做常规辅助检查,查明发热原因进行治疗。

[病　　因]

引起发热的原因很多,根据其感邪之不同和体质的因素可分为外感、内伤两个方面。外感发热常因六淫之邪及疫病之气所引起,发病较急,属实证为多;内伤发热多为乳食积滞、气血虚弱致脏腑功能失调而成,起病较缓,属虚证为多。

1. 外感发热　小儿形气未充、腠理疏薄、表卫不固,加以冷热不能自调,易为外邪侵袭,肺合皮毛,主一身之表,开窍于鼻。风邪自口鼻、皮毛而入,客于肺卫,而见恶寒、发热、鼻塞等。外感发热中有感冒风寒、风热之别,但以外感风寒为多见。肺为娇脏,肺脏受邪,失于宣肃,气机不利,津液停积为痰阻气道;甚则扰乱神明,引动肝风,而见挟痰、挟滞、挟惊等兼证。

2. 阴虚内热　小儿先天不足或后天失调,热病耗气伤阴,阴亏而致火旺,火旺则阴愈亏,以致虚热不退。

3. 伤食发热　小儿"脾常不足",哺乳喂养重在"乳贵有时,食贵有节"。若饮食不节或不洁,则损伤脾胃,造成乳食停蓄,蕴积生湿热。

[临床表现]

1. 外感发热

(1) 偏于风寒者:发热,畏寒,无汗,鼻塞,流清涕,喷嚏。苔薄白,指纹浮红,脉浮紧。

(2) 偏于风热者:高热,少汗,鼻塞,流浊涕,喷嚏,咽喉红肿疼痛。舌红苔薄黄,指纹浮紫,脉浮数。

挟痰者,咳嗽,痰鸣,气急,鼻煽;挟滞者,腹胀,纳呆,呕吐,大便臭秽;挟惊者,烦躁不安,惊跳抽,神昏谵语等。

2. 阴虚内热　颜面红,潮热,午后低热,心烦易怒,少寐,盗汗,口干引饮,唇燥,形瘦,食少。舌红苔剥,指纹淡紫,脉虚数。

3. 伤食发热　发热,腹胀,腹痛拒按,嗳腐吞酸,口渴引饮,纳呆,便秘。舌红苔黄腻,指纹沉紫,脉沉滑。

〔治　　疗〕

1. 治则　通解清热。

2. 推拿法一(治外感发热)

(1) 开天门:用双手拇指螺纹面,自小儿眉心交替向上推至发际边缘,约 50 次(见图 22)。

(2) 推坎宫:用双手拇指螺纹面,自小儿眉心沿眉毛向两旁至眉梢直推,约 50 次(见图 23)。

(3) 揉太阳:用拇指或中指指端按揉眉梢后太阳处,约 50 次(见图 95)。

(4) 清肺经:用拇指螺纹面着力,自小儿无名(环)指掌面指端推向指根处,约 100 次(见图 31)。

(5) 清天河水:用拇指螺纹面或食(示)、中指螺纹面着力,自小儿腕横纹中点推向肘横纹中点,约 300 次(见图 48)。

偏风寒者,加推三关(见图 47);掐揉二扇门(见图 53);拿风池(见图 96)。

偏风热者,加推六腑(见图 49)。

3. 推拿法二(治阴虚内热)

(1) 补脾经:用拇指螺纹面着力,在小儿拇指螺纹面作旋推,约 300 次(见图 28)。

(2) 补肺经:用拇指螺纹面着力,在小儿无名(环)指螺纹面作旋推,约 300 次。

(3) 揉二人上马:用拇指端揉小儿手背无名(环)指及小指掌指关节后陷中,约 50 次。

(4) 清天河水:用拇指螺纹面或食(示)、中指螺纹面着力,自小儿腕横纹中点推向肘横纹中点,约 300 次(见图 48)。

（5）推涌泉：用拇指螺纹面着力，自足底涌泉穴向足趾推，约 50 次（见图 110）。

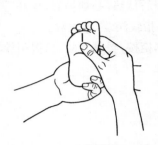

图 110　推涌泉

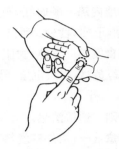

图 111　揉内劳宫

（6）按揉足三里：用拇指端按揉外膝眼下 3 寸，胫骨外 1 寸处，约 50 次（见图 103）。

（7）揉内劳宫：用中指端着力，在小儿掌心中、握拳中指端处按揉，约 50 次（见图 111）。

（8）揉肾顶：用中指端按揉小儿小指顶端处，约 100 次（见图 35）。

（9）按揉百会：用拇指端按揉小儿头顶正中线，两耳尖连线的交叉点处，约 50 次（见图 106）。

4. 推拿法三（治伤食发热）

（1）清胃经：用拇指螺纹面着力，自小儿拇指第一指节向指根方向直推，约 300 次（见图 41）。

（2）清大肠：用拇指螺纹面着力，沿小儿食指桡侧，自虎口向指尖方向直推，约 100 次（见图 39）。

（3）揉板门：用拇指螺纹面揉小儿大鱼际部，约 100 次（见图 42）。

（4）推运内八卦：用拇指螺纹面着力，在小儿掌心四周作运法，约 50 次。

（5）清天河水：用拇指螺纹面或食（示）、中指螺纹面着力，自小儿腕横纹中点，向肘横纹中点直推，约 100 次（见图 48）。

（6）推六腑：用拇指螺纹面或食（示）、中指螺纹面着力，自小儿肘横纹内侧端，沿前臂向腕横纹尺侧端直推，约 100 次（见图 49）。

（7）摩腹：用手掌掌面或食（示）、中、无名（环）指螺纹面在小儿腹部作摩法,约 5 分钟(见图 60)。

(8) 揉天枢:用食(示)、中指端揉小儿脐两旁处,约 300 次(见图 112)。

(9) 推下七节骨:用拇指桡侧面或食(示)、中指螺纹面,自命门向下直推至尾椎骨端(长强)处,约 100 次(见图 67)。

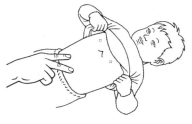

图 112　揉天枢

〔方　　药〕

1. 外感发热

(1) 偏风寒者:荆防败毒饮(荆芥 3 克、防风 3 克、羌活 3 克、独活 3 克、柴胡 3 克、前胡 3 克、川芎 3 克、枳壳 6 克、人参 3 克、茯苓 3 克、桔梗 3 克、甘草 3 克),日服 3 次,每日 1 剂。

(2) 偏风热者:银翘散(金银花、连翘、豆豉、牛蒡子、薄荷、荆芥穗、桔梗、甘草、竹叶、鲜芦根),日服 2 次,每次 1.5 克。

2. 阴虚内热　青蒿鳖甲汤(青蒿 6 克、鳖甲 3 克、生地 3 克、知母 6 克、丹皮 6 克),日服 3 次,每日 1 剂。

3. 伤食发热　保和丸加减(山楂 6 克、神曲 6 克、半夏 6 克、茯苓 6 克、陈皮 6 克、连翘 3 克、萝卜子 3 克、青蒿 3 克、胡黄连 3 克),日服 3 次,每日 1 剂。

〔注意事项〕

1. 加强护理,慎衣食,适寒热,避风邪,防外感。

2. 饮食有节,以免损伤脾胃。

3. 病后注意营养,以免气血津液亏损。

4. 发热高且不退,可一日推拿 2～3 次。

九、暑热证

暑热证又称夏季热,多见于 3 岁以下的婴幼儿,临床以入夏长期发热,口渴多饮,多尿,汗闭或少汗为主要症状。本病的发生与气候有密切关系,每至炎夏季节,即出现原因不明的持续性长期发热,气温越高,患儿体温也随之升高,而早晚气温低或天气较凉时,体温也随之下降。秋凉之后,多能自愈。有些患儿次年夏季可再发,甚至连续发病数年,而次年发病时症状一般较上一年为轻,病程多数亦较短。本病在发病期间若无兼证,预后均属良好。

现代医学认为,由于婴幼儿中枢神经系统发育不全,汗腺功能又不足,出汗少,不易散热,因而在酷热天气体温调节较差,故夏季热的发生多集中于每年 6~8 月最炎热的季节,且多见于我国南方地区。

[病　　因]

本病的发病原因,主要与小儿的体质因素有关。如小儿先天禀赋不足,或后天脾胃失调,发育营养较差,或病后体虚气阴不足,入夏以后不能耐受炎热气候的熏蒸,易患本病。婴幼儿为稚阴、稚阳之体,阴气未充,阳气未盛,卫气不固,脏腑脆弱,夏季炎热之暑邪侵袭,蕴遏肺胃。肺主皮毛,暑邪熏灼,腠理闭塞不开,汗不能泄,故少汗或汗闭;又暑必伤气,清阳不升,气温下陷,虽复多饮,气不化水,水液下趋,而见多尿;暑热内蕴化火,胃阴耗损,而口渴引饮。久热不退,也会使小儿食欲减退,面色少华,形体消瘦,精神萎靡。若热邪扰乱神明,则时而出现烦躁不安、惊跳等症状。少数因热邪内陷心包,也会出现嗜睡昏迷状态。

[临床表现]

1. 初期兼表证　畏寒,发热,无汗,头痛,口渴,尿多,并伴有鼻塞,流涕,咳嗽,喉痒,咽喉红肿疼痛,苔薄白。指纹浮紫,脉浮数等类似感冒的症状。

2. 中期伤气　发热持续不退,汗闭,口渴多饮,多尿,精神欠佳,烦躁啼哭,面色潮红,食欲不振。舌尖红根黄,指纹淡紫,脉滑数。

3. 后期气阴两虚　发热持久不退,精神疲乏,萎靡不振,面色㿠白少华,烦躁不安,口渴少汗,小便量多,食欲明显减退,大便多见溏薄,下肢不温。舌质红绛少津,指纹沉紫,脉细数。

[治　　疗]

1. 治则　通散暑热,益气养阴。

2. 推拿法

(1) 水底捞月:左手拿患儿四指,掌心向上,右手滴凉水于儿内劳宫处,用中指端蘸水由小指根推运起,经掌小横纹、坎宫至内劳宫,边推运边吹凉气,约 100 次(见图 89)。

(2) 清天河水:用拇指或食(示)、中指螺纹面着力,自小儿腕横纹中点向肘横纹中点直推,约 300 次(见图 48)。

(3) 推三关:用拇指或食(示)、中指螺纹面着力,自小儿腕横纹桡侧端沿前臂桡侧向肘横纹桡侧端直推,约 100 次(见图 47)。

(4) 推六腑:用拇指或食(示)、中指螺纹面着力,自小儿肘横纹尺侧端沿前臂尺侧向腕横纹尺侧端直推,约 100 次(见图 49)。

(5) 推天柱骨:用拇指或食(示)、中指螺纹面着力,自小儿颈后发际正中向下直推至大椎穴,约 300 次(见图 26)。

(6) 推脊:用食(示)、中两指指面着力,自小儿大椎穴沿脊柱向下直推至龟尾处,约 300 次(见图 65)。

初期兼表证者,加开天门(见图 22);推坎宫(见图 23);推太阳(见图 100);揉迎香(见图 87);清肺经(见图 31)。

伤气者,加补脾经(见图 28);摩腹(见图 60)。

惊掣者,加清肝经(见图 29);清心经(见图 30);揉小天心(见图 44)。

[方　　药]

1. 初期兼表证　清暑益气汤(西洋参 3 克、石斛 6 克、麦门冬 6 克、黄连 3 克、竹叶 6 克、荷梗 6 克、甘草 3 克、知母 6 克、粳米 6 克、西瓜翠衣 6 克),日服 2 次,每日 1 剂。

2. 中期伤气　七味白术散(人参、白术、茯苓、甘草、藿香、木香、葛根),日服 2 次,每次 1.5 克。

3. 气阴两虚　青蒿鳖甲汤(竹叶 6 克、连翘 3 克、青蒿 6 克、鳖甲 3 克、生地 6 克、知母 6 克、丹皮 6 克),日服 3 次,每日 1 剂。

[注意事项]

1. 与其他长期发热疾病相鉴别。如结核病、伤寒、风湿热等。

2. 精心合理护理,防止并发症。

3. 将患者置较阴凉处,居室要通风,保持凉爽。

4. 高热时可用冷湿毛巾放置头顶部,或用冷水、酒精(乙醇)擦浴以助降温。

5. 惊厥或烦躁不安时,可适当服用镇静药物。

6. 忌长期使用抗生素治疗,以免引起菌群失调。

7. 增强小儿体质,注意防暑降温。

十、鹅 口 疮

鹅口疮又称乳鹅,是以口腔及舌上有白屑,或白膜满布,状如鹅口为特征;其色白如雪片,故又名雪口。多见于哺乳儿。

现代医学认为本症为白色念珠菌感染所引起,当婴儿营养不良或体质衰弱时可以发病;新生儿多由产道感染,或因哺乳时乳头不洁或喂养者手指入患儿口污染所致。

〔病　　因〕

1. 心脾郁热　脾开窍于口,足阳明胃经及手阳明大肠经均通于口,舌为心之苗,脾脉络于舌。心、脾、胃三经郁热,则邪热循经上炎,熏蒸口舌而发鹅口疮。

2. 气阴两亏　小儿先天不足或后天失调,致使脾肾不足,胃阴亏损,气阴两亏,水不制火,虚火上炎,亦可致鹅口疮。

〔临床表现〕

1. 心脾郁热　口腔黏膜及舌上白屑满布,周围红晕,面赤唇红,口臭便秘,烦躁不宁,吮乳时啼哭,流涎,溲短而黄。舌质红,苔白腻,指纹紫滞,脉滑数。

2. 气阴两亏　口腔黏膜及舌上白屑散在、周围淡红不著,额红手心热,体弱纳差,精神不振,口干不渴,便溏溲清。舌质淡红,苔白腻,指纹淡红,脉细无力。

〔治　　疗〕

1. 治则

（1）心脾郁热:疏通气机,清解积热。

（2）气阴两亏:健脾益气,滋阴降火。

2. 推拿法一(治心脾郁热)

(1) 清脾胃:用拇指螺纹面着力,在小儿拇指掌面、自指尖向指根处直推,约 100 次(见图 28、41)。

(2) 清心经:用拇指螺纹面着力,在小儿中指掌面、自指尖向指节处直推,约 100 次(见图 30)。

(3) 揉肾经:用食(示)指指端揉小儿小指掌面末节纹,约 300 次(见图 36)。

(4) 清小肠:用拇指桡侧缘着力,在小儿小指尺侧缘自指根向指尖处直推,约 100 次(见图 40)。

(5) 水底捞月:用冷水滴入小儿掌心,用中指蘸水从小指根推运至掌心,边推边用嘴吹凉气,约 50 次(见图 89)。

(6) 清天河水:用拇指或食(示)、中两指螺纹面着力,自小儿腕横纹中点向肘横纹中点直推,约 300 次(见图 48)。

(7) 推六腑:用拇指或食(示)、中两指螺纹面着力,自小儿肘横纹尺侧缘,沿前臂尺侧向腕横纹尺侧缘直推,约 300 次(见图 49)。

3. 推拿法二(治气阴两亏)

(1) 补脾胃:用拇指螺纹面着力,在小儿拇指指面作旋推,约 300 次(见图 28)。

(2) 补肾经:用拇指螺纹面着力,在小儿小指螺纹面作旋推,约 300 次(见图 32)。

(3) 揉二人上马:用拇指螺纹面着力,在小儿手背无名(环)指和小指掌指关节后陷中作揉法,约 50 次。

(4) 揉中脘:用手掌大鱼际,掌根部或中指螺纹面,在小儿脐中直上 4 寸处,作揉法,约 300 次(见图 102)。

(5) 按足三里:用拇指端着力,在小儿外膝眼下 3 寸、胫骨旁开 1 寸处作按法,约 30 次(见图 103)。

(6) 捏脊:用拇指桡侧缘顶住皮肤,食(示)、中两指前按,三指同时用力提拿肌肤,沿患儿脊柱,自下而上,双手交替捻动向前推行 3~5 次(见图 66)。

(7) 揉涌泉:用拇指螺纹面着力,在小儿足掌心前 1/3 与 2/3 交界处作揉法,约 30 次。

[方　药]

1. 心脾郁热　清热泻脾汤(栀子、生石膏、黄连、黄芩、生地、赤苓、灯心),日服 2 次,每次 1.5 克。

2. 气阴两亏　六味地黄汤加肉桂(熟地 6 克、栀子 6 克、山茱萸 6 克、泽泻 6 克、茯苓 6 克、丹皮 6 克、肉桂 3 克),日服 3 次,每日 1 剂。

[注意事项]

1. 注意保持小儿口腔清洁,防止口腔黏膜破损。

2. 小儿餐具应煮沸消毒,乳母乳头保持清洁,避免感染。

3. 注意给患儿加强营养,特别适量增加维生素 B_2 和维生素 C。

十一、呃　逆

呃逆俗称"打嗝",古称"哕",是指气逆上冲,喉间呃呃作声为特征的一种病证。《症因脉治》中曰:"呃逆者,胃气不和,上冲作声,听声命名,故曰呃也"。其证有虚实之分,多因寒邪,胃火,食滞,气郁,或中焦虚寒,或下元亏损,或病后虚羸,使胃气上逆,失于和降所致。

现代医学认为打嗝是由于各种原因引起膈肌痉挛而造成喉间发生呃呃的响声,一般不作为一种疾病,可自行缓解;若出现持续性的呃逆不止,或是间歇性发作,会引起小儿烦躁不安、哭闹,甚至影响食欲,应即时治疗。

[病　因]

1. 饮食不当　进食过快过饱,过食生冷,或因病而服寒性药物过多,寒伤中阳,阴寒凝滞;或因过食辛热灸煿之物,燥热内盛,阳明腑实,气不顺行,均致气逆动膈而发生呃逆。

2. 乳食停滞　小儿胃肠狭小,脾常不足。胃主受纳,脾主运化,若乳食不节,停积不化,则气滞不行,升降失常,胃气上逆动膈而发。

3. 脾肾阳虚　小儿先天禀赋不足,或后天失调,或久病之后,而致脾肾阳气虚损,胃气衰败,清气不升,浊气不降,虚寒之气上逆动膈而呃。

4. 胃阴不足 因久病伤津,或汗、吐、泻得太过,耗损胃液,胃阴不足,虚热上逆动膈而发生呃逆。

[临床表现]

1. 胃有客寒 呃声有力而持续,胃脘不舒,得热则减,得寒则愈甚,口和不渴,二便清利。指纹沉红,舌苔薄白,脉沉而迟。

2. 胃火上冲 呃声洪亮,冲逆而出,口臭烦渴,小便短黄,大便难。舌苔黄,脉数有力,指纹多呈青紫。

3. 乳食停滞 呃逆连连,兼见嗳腐吞酸,腹胀或痛,不思乳食。舌苔白厚,脉象滑实,指纹沉滞。

4. 脾肾虚寒 呃声低怯,气不接续,面色苍白,手足不温,甚或厥逆,神疲倦怠食少便溏。舌质淡,脉沉弱,指纹淡青。

5. 胃阴不足 呃声急促而不连续,口舌干燥,口渴喜饮,大便干结。指纹沉紫,舌质红,舌苔少或花剥,脉细数。

[治 疗]

1. 治则 和胃降逆止呃。

2. 推拿法

(1) 清补脾经:用拇指螺纹面着力,在小儿拇指螺纹面,先自指尖直推向指节处,然后旋推,直推约 100 次,旋推约 300 次(见图 28)。

(2) 清胃经:用拇指螺纹面着力,自小儿食(示)指第一节处向掌根方向直推,约 300 次(见图 41)。

(3) 横纹推向板门:用拇指桡侧着力,自小儿掌根向拇指指根处直推,约 100 次(见图 43)。

(4) 揉膻中:用中指螺纹面着力,在小儿胸骨正中,两乳连线中点处作揉法,约 50 次(见图 97)。

(5) 推中脘:用食(示)、中两指螺纹面着力,自小儿喉部往下直推至中脘穴,约 300 次(参见图 91)。

(6) 揉中脘:用掌根着力,在小儿腹部中脘处作揉法,约 50 次(见图 102)。

(7) 推、揉膈俞:一指禅推或指揉小儿背部第七胸椎棘突下两侧旁开 1.5 寸处,约 300 次。

（8）推、揉胃俞:一指禅推或指揉小儿背部第十二胸椎棘突下两侧旁开 1.5 寸处,约 300 次。

（9）按内关:用拇指端着力,在小儿掌侧腕横纹上 2 寸处作按法,约 50 次。

（10）拿承山:用拇指端拘拨小儿小腿腓肠肌肌腹下陷中,约 5 次。

胃寒者,加推三关（见图 47）;揉外劳宫（见图 101）;摩腹（见图 60）。

胃火上逆者,加推六腑（见图 49）;按揉大横,用双手拇指螺纹面着力,在小儿腹部脐两侧旁开 4 寸处作按揉法,约 50 次（参见图 112）;按揉伏兔,用拇指端着力,在小儿大腿部髋骨内上缘上 6 寸肌肉丰厚处作按揉法,约 50 次。

脾肾阳虚者,加补肾经（见图 32）;一指禅推或指揉小儿背部第十一胸椎棘突下两侧旁开 1.5 寸脾俞处,约 300 次（参见图 113）;一指禅推或指揉小儿背部第二腰椎棘突下两侧旁开 1.5 寸肾俞处,约 300 次（参见图 113）;揉大肠俞（见图 104）;擦命门,用小鱼际着力,在小儿腰部第二腰椎棘突下的命门部横向擦动,以发热为度。

胃阴不足者,加揉足三里（见图 103）;揉血海,用拇指螺纹面着力,在小儿髋骨内上方 2 寸处作揉法,约 60 次;揉三阴交（见图 105）;按揉天枢（见图 113）;按揉大横,用双手拇指螺纹面着力,在小儿腹部脐两侧旁开 4 寸处作按揉法,约 100 次（参见图 112）。

［方　药］

1. 胃有客寒　丁香柿蒂汤（丁香 6 克、柿蒂 12 克、人参 3 克、生姜 6 克）,日服 3 次,每日 1 剂。

2. 胃火上冲　竹叶石膏汤加减（柿蒂 3 克、竹叶 6 克、石膏 6 克、麦冬 6 克、人参 3 克、半夏 3 克、粳米 6 克、炙甘草 3 克）,日服 3 次,每日 1 剂。

3. 乳食停滞　保和丸加味（苏叶 6 克、黄连 6 克、山楂 6 克、神曲 6 克、半夏 3 克、茯苓 6 克、陈皮 6 克、连翘 3 克、莱菔子 3 克）,日服 3 次,每日 1 剂。

4. 脾肾阳虚　附子理中汤加减（丁香 6 克、吴茱萸 6 克、炮附子 3 克、人参 3 克、炮姜 6 克、炙甘草 3 克）,日服 3 次,每日 1 剂。

5. 胃阴不足　益胃汤加减（枇杷叶6克、石斛6克、柿蒂3克、刀豆子3克、沙参6克、麦冬6克、生地黄3克、玉竹6克、冰糖6克），日服3次，每日1剂。

［注意事项］

1. 喂食不要急、快、冰、烫。小儿在啼哭气郁之时，不宜进食。

2. 较大小儿发生呃逆时，令其深呼吸，也可听音乐、讲故事等以转移其注意力。

十二、厌　食

厌食又称恶食，是小儿常见的病证，是以长期食欲不振，甚至不思饮食或拒食为主要临床表现，若外感、内伤等疾病引起的食欲不振则不属本病范畴。小儿厌食主要是由于脾胃功能失调引起的，可分虚实两类。

现代医学认为不良的饮食习惯常是厌食的主要原因，高蛋白、高糖的浓缩饮食促使食欲下降；饭前吃零食，以及吃饭不定时、生活不规律、情绪变化，以及气候的变化等都可影响中枢神经系统的调节功能和消化液的分泌，从而造成厌食另外胃肠道的疾病及一些全身性的疾病均可影响消化系统的功能，而导致厌食。长期厌食可导致严重的营养不良和体力的极度衰弱，应引起家长高度重视。

［病　　因］

小儿脏腑娇嫩，脾常不足，若乳食不节，痰湿滞留，或病久脾虚，均可影响脾胃的受纳运化功能，以及食欲减退。

1. 脾胃积食　喂养不当，进食无定时定量，饥饱无常，脾胃受损，则受纳运化功能减弱，而致纳食不香、厌食等症状。

2. 脾胃虚弱　小儿素体虚弱或久病元气耗伤，致脾胃运化乏力，脾胃虚弱，湿邪内生，脾阳受困，纳运失常，而见神疲纳呆，不思乳食等症状。

［临床表现］

1. 脾胃积食　食欲减退，纳食不香，腹胀痛拒按，恶心呕吐，手足心热,烦躁不宁,睡眠不安,大便秽臭。舌苔黄、白腻,指纹紫滞,脉滑数有力。

2. 脾胃虚弱 食欲不振,面色㿠白,形体瘦弱,神倦乏力,或大便溏薄,唇色较淡。舌无苔或少苔,指纹淡红,脉细弱无力。

〔治 疗〕

1. 治则 健脾开胃,通达中焦。

2. 推拿法

(1) 补脾经:用拇指螺纹面着力,在小儿拇指螺纹面作旋推,约300次(见图28)。

(2) 摩腹:用于掌掌面或食(示)、中、无名(环)指螺纹面在小儿腹部作抚摩,约5分钟(见图60)。

(3) 揉中脘:用手掌大鱼际或掌根部或食(示)、中指螺纹面着力,在小儿肚脐正中直上4寸处作揉法,约300次(见图102)。

(4) 按揉足三里:用拇指指端在外膝眼下3寸、胫骨旁开1寸处作按揉法,约50次(见图103)。

(5) 捏脊:用拇指桡侧缘顶住皮肤,食、中两指前按,三指同时用力提拿肌肤,沿患儿脊柱,自下而上,双手交替捻动向前推行3~5次(见图66)。

脾胃积食者,加清脾胃(见图28、41);揉板门(见图42);清天河水(见图48);一指禅推或指揉小儿背部第十一胸椎棘突下两侧旁开1.5寸脾俞处,约300次;一指禅推或指揉小儿背部第十二胸椎棘突下两侧旁开1.5寸胃俞处,约300次(见图48)。

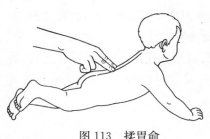

图113 揉胃俞

脾胃虚弱者,加推三关(见图47);揉外劳宫(见图101);一指禅推或指揉小儿背部第十一胸椎棘突下两侧旁开1.5寸脾俞处,约300次(参见图113);一指禅推或指揉小儿背部第十二胸椎棘突下两侧旁开1.5寸胃俞处,约300次(见图113)。

〔方　　药〕

1. 脾胃积食　保和丸（山楂、神曲、半夏、茯苓、陈皮、连翘、莱菔子），日服 2 次，每次 1.5 克。

2. 脾胃虚弱　香砂六君子汤（人参 3 克、白术 6 克、茯苓 6 克、甘草 3 克、陈皮 6 克、半夏 3 克、木香 6 克、砂仁 3 克），日服 3 次，每日 1 剂。

〔注意事项〕

1. 注意饮食卫生，纠正不良习惯，防止挑食、偏食。

2. 饭前不给孩子吃零食，进食要定时定量。

3. 注意纠正孩子的情绪变化，不要强行喂食，减轻精神压力。

4. 排除各种疾病所引起的厌食。

十三、疳　　积

疳积俗称奶痨，疳积是疳证与积滞的总称。积是指小儿因内伤乳食、停滞不化、气滞不行所形成的一种慢性胃肠疾患，以不思乳食、食而不化、腹部胀滞、大便不调为特征。积久不消，转而为疳，故有"无积不成疳"、"积为疳之母"之说。疳则指小儿饮食失调、喂养不当，使脾胃受损、气液耗伤，导致全身虚弱、羸瘦、面黄发枯为特征。故古人说疳为甘、为干，前者指病因，后者指病证。积与疳不仅有因果关系，而且在临床表现上虽有轻重之别，但关系密切难以截然分开，故俗称之为疳积。

疳积与现代医学的小儿营养不良相类似。营养不良又称蛋白质—热能营养不良，即蛋白和能量的供给不足或疾病因素引起。由于营养素摄入不足，消化、吸收、利用障碍。迫使机体消耗自身组织，因此患儿消瘦、浮肿、生长发育迟缓、免疫力低下，甚至出现心理障碍。临床以能量供应不足为主的称为消瘦型，以蛋白质供应不足的称为浮肿型。

〔病　　因〕

1. 乳食伤脾　由于喂养不当或不足，饮食过量或无定时，饥饱无度，或过食肥甘甜腻，损伤脾胃，脾胃运化受纳失常，积滞内停，水谷精微不能运化,积久不消,转而成疳。《小儿推拿广意》说:"大抵疳之为病,皆因过度饮食,于脾家一脏有病不治,传于余脏而成五疳之疾。"《幼幼集成》说:"伤食一征,最关利害,如遇近不治则成积成癖,治之不当则成疳成痨。"

2. 脾胃虚弱　小儿脾常不足,因伤乳食、久病、断乳,致脾胃虚弱,无以生化气血精微,输布无能,而致疳积。《幼科推拿秘书》中云:"五脏俱能成疳,先以脾伤而起"。

[临床表现]

1. 乳食伤脾　形体消瘦,体重不增,腹部胀满,纳食不香,精神不振,睡眠不佳,大便不调,常有恶臭,尿如米泔,苔厚腻,指纹色紫,脉弦滑。

2. 气血两亏　面色萎黄或面色㿠白,毛发稀疏、枯黄,骨瘦如柴,精神萎靡或烦躁,睡不宁,哭声低微,四肢不温,腹部凹陷,大便溏薄,舌淡,舌苔薄,指纹淡而不显,脉细弱。

[治　　疗]

1. 治则　消食通导,健脾和胃。

2. 推拿法

(1) 掐四横纹:用拇指甲着力,在小儿掌面食(示)、中、无名(环)、小指第1指间关节横纹处作掐法,各掐5次(见图33)。

(2) 揉板门:用拇指螺纹面着力,在小儿大鱼际板门部作揉法,约50次(见图42)。

(3) 摩腹:用手掌掌面或食(示)、中、无名(环)指指面在小儿腹部作摩法,约5分钟(见图60)。

(4) 捏脊:用拇指桡侧缘顶住皮肤,食(示)、中两指前按,三指同时用力提拿肌肤,沿患儿脊柱,自下而上,双手交替捻动向前推行3~5次(见图66)。

(5) 足三里:用拇指端在外膝眼下3寸、胫骨旁开1寸处作按揉法,约50次(见图103)。

乳食伤脾者,加清脾胃(见图28、41);清大肠(见图39);分推腹阴阳(见图59);揉中脘(见图102)。

气血两亏者,加补脾胃(见图 28);推三关(见图 47);揉外劳宫(见图 101);揉中脘(见图 102);一指禅推或指揉小儿背部第十一胸椎棘突下两侧旁开 1.5 寸脾俞处,约 300 次;一指禅推或指揉小儿背部第十二胸椎棘突下两侧旁开 1.5 寸胃俞处,约 300 次(参见图 113)。

〔方　　药〕

1. 乳食伤脾　消乳丸(香附、神曲、麦芽、陈皮、砂仁、炙甘草),日服 2 次,每次 1.5 克。

2. 气血两亏　八珍汤(当归 6 克、川芎 3 克、熟地 6 克、白芍 6 克、人参 3 克、白术 6 克、茯苓 6 克、炙甘草 3 克),日服 3 次,每日 1 剂。

〔注意事项〕

1. 乳婴儿尽可能母乳喂养。

2. 小儿喂养须定质、定量、定时。

3. 防止小儿偏食、嗜零杂食的习惯。

4. 补充营养,增强体质。

5. 疳积之症宜早防早治,以免迁延日久累及其他脏腑而缠绵难愈。

十四、呕　吐

小儿呕吐是指乳食从口中吐出为主症的一种儿科常见病证。凡外感邪气、内伤乳食、大惊卒恐,以及其他脏腑疾病影响到胃之受纳,致胃失和降、胃气上逆者,均可引起呕吐。古人以有物有声为呕,有物无声为吐。但呕与吐往往同时并作,故统称为呕吐。

凡消化道内食物向上逆行而自口腔吐出,称为呕吐,是消化道运动功能障碍的一种表现。可见于多种疾病,如食管炎、急性胃炎、幽门痉挛、早期肠炎、肠梗阻、中枢神经系统疾病等。严重呕吐的患儿,若护理不当呕吐物吸入引起窒息,造成严重后果。长期呕吐影响营养吸收,可致营养不良和维生素缺乏症。

乳汁自口角溢出,亦是新生儿时期比较常见的现象,称为"溢乳"。这是由于胃内乳汁较多,或吮乳时吞入少量空气所致,也与乳儿胃呈水平位,胃肌尚未发育完全,贲门肌较弱,幽门肌紧张度高这一解剖特点有关。所以,溢乳现象不属病态。

[病　　因]

胃以降为和,凡因外感内伤导致胃失和降,胃气上逆都能引起呕吐。

1. 外邪犯胃　由于小儿脏腑娇嫩,脾胃运化功能尚未健全,加之风、寒、暑、湿之邪犯胃,导致胃失和降、气机上逆。

2. 饮食失调　饮食不节或不洁,导致胃腑受损,食物停滞不化,郁久化热,热蕴阳明,胃气不能下行,上逆而致。

3. 脾胃虚弱　病后体弱,胃气虚弱或胃阴不足,运化失司,不能承受水谷而引起。

[临床表现]

1. 外邪犯胃　突然呕吐,来势较急,频繁发作,呕吐食物、黏液或胆汁,奶片不化,胃脘痛,腹泻。若为风寒之邪,多见恶寒发热,四肢欠温,大便溏薄等。如为暑湿秽浊之邪,则有胸闷不舒,心烦口渴,口腻,吐物酸臭,身热烦躁,便秘溲黄。苔薄白,脉浮,指纹红或紫。

2. 饮食失调　不思饮食,嗳气厌食,脘腹胀满,食入即吐,呕吐酸腐,吐后较安,口气秽臭,矢气恶臭,便秘或泻下秽臭不消化物。苔厚腻,脉实,指纹滞紫。

3. 脾胃虚弱　食入稍多即吐,次数多而吐物少,时作时止,四肢不温,神疲乏力。舌质淡,脉虚细无力,指纹沉色淡。

[治　　疗]

1. 治则　和胃通降止吐。

2. 推拿法一

(1) 推板门:用拇指桡侧缘着力,自小儿大鱼际的掌根处直推向其拇指指根,约 100 次(见图 43)。

(2) 推膻中:用食(示)、中两指螺纹面着力,自小儿喉往下直推至其肚脐正中直上 4 寸处中脘穴,约 300 次(参见图 91)。

(3) 揉中脘:用掌根或大鱼际着力,在小儿中脘部作揉法,约 300 次(见图 102)。

(4) 摩腹:用手掌掌面或食(示)、中、无名(环)指指面在小儿的腹部作摩法,约 5 分钟(见图 60)。

(5) **按揉足三里**:用拇指端着力,在小儿外膝眼下 3 寸、胫骨旁开 1 寸处作按揉法,约 50 次(见图 103)。

(6) **揉胃俞**:一指禅推或指揉小儿背部第十二胸椎棘突下两侧旁开 1.5 寸处,约 300 次(见图 114)。

外邪犯胃者,加开天门(见图 22);推坎宫(见图 23);推太阳(见图 100);清大肠(见图 39);揉外劳宫(见图 101)。

伤食者,加清脾胃(见图 28、41);清大肠(见图 39);推运内八卦,用拇指螺纹面着力,在小儿掌心四周作推运法,约 50 次;推下七节骨(见图 67)。

脾胃虚弱者,加补脾经(见图 28);揉板门(见图 42);分推腹阴阳(见图 59);捏脊(见图 66)。

3. 推拿法二

(1) **摩中脘**:用手掌掌面着力,抚摩脐上 4 寸中脘部,3～5 分钟(见图 60)。

(2) **推脾俞**:用一指禅推法,推第十一胸椎棘突下两侧旁开 1.5 寸处,约 300 次。

(3) **推胃俞**:用一指禅推法,推第十二胸椎棘突下两侧旁开 1.5 寸处,约 300 次。

(4) **按揉足三里**:用拇指指端着力,按揉外膝眼下、胫骨旁开 1 寸处,约 50 次(见图 103)。

外邪犯胃者,加抹印堂,用双手拇指螺纹面着力,推抹印堂至前发际,再分抹前额部,各 3～5 遍;拿风池(见图 96)。

一指禅推或指揉小儿背部第十二胸椎棘突下两侧旁开 1.5 寸胃俞处 300 次(见图 114)。

伤食者,加揉中脘(见图 102);摩中脘(见图 60)。

脾胃虚弱者,加摩腹(见图 60);推肾俞,用一指禅推法,推第二腰椎棘突下两侧旁开 1.5 寸处,约 300 次。

〔**方　药**〕

1. 外感呕吐　藿香正气散(藿香、紫苏、白芷、桔梗、白术、厚朴、半夏曲、大腹皮、茯苓、橘皮、甘草),日服 2 次,每次 1.5 克。

2. 伤食呕吐 保和丸(山楂、神曲、半夏、茯苓、陈皮、连翘、莱菔子),日服 2 次,每次 1.5 克。

3. 脾胃虚弱 丁萸理中汤(丁香 6 克、吴茱萸 6 克、党参 6 克、白术 6 克、干姜 6 克、炙甘草 3 克),日服 3 次,每日 1 剂。

[注意事项]

1. 找出呕吐原因,若呕吐严重者,或继发吸入性肺炎等呼吸道病变后;或出现脱水、酸中毒者等,应及时配合中西医综合治疗。

2. 饮食节制,冷热适度。

3. 呕吐时将患儿头置于侧卧,避免呕吐物吸入气管。

4. 避免感受外邪,风寒入胃。

十五、腹　痛

腹痛是小儿常见的一种病证,是指胃脘以下,脐之四旁,以及耻骨以上的部位发生疼痛的症状而言。由于肝、胆、脾、胃、肠、肾、膀胱等脏腑均居于腹内,足三阴、足阳明、足少阳,冲、任、带等经脉都循行腹部,所以无论外感内伤都能影响上述脏腑经脉正常的功能,导致气机郁滞不通,气血运行受阻或气血不足温养,均可引起腹痛。

现代医学认为,小儿腹痛可分为器质性腹痛与功能性腹痛两种,器质性病变是指腹内器官有病理解剖上的变化,如阑尾炎、肠梗阻、腹膜炎、消化性溃疡等;功能性腹痛则多由单纯的胃肠痉挛引起。本篇所指的则是无外科急腹症指征的腹痛。

[病　因]

引起腹痛的原因虽多,但以感受寒邪、乳食抟结肠间、气滞不通,以及虫扰为多。

1. 感受寒邪 寒气侵袭,寒气抟结肠间。寒主收引,寒凝则气滞,经络不通,气血瘀阻不畅而痛。

2. 乳食积滞 乳食不节,食停中焦,气机郁阻不通;或郁久化热,热结肠胃,腑气不通,燥热闭结而腹痛。

3. 虫扰　乳食不洁,虫居于肠,或扰肠中,或窜胆道,或扭结成团,气血逆乱而致。

4. 脾胃虚寒　体素虚弱,或久病脾虚,脾阳不振,运化无能,寒湿停滞,气血失养,而致腹痛。

〔临床表现〕

1. 寒积腹痛　腹痛急暴,喜按怕冷,得温痛减,遇冷痛甚,常伴恶寒发作,小便清利,大便溏薄。舌苔薄白,指纹滞红,脉沉紧或弦。

2. 食积腹痛　腹胀疼痛,啼哭曲腰,拒按,不思乳食,嗳腐泛酸。恶心呕吐,矢气则舒,泻后痛减。苔白腻,指纹滞紫,脉沉滑。

3. 虫扰腹痛　腹痛突然发作,脐周为甚,按之有块,时隐时现,攻痛顶痛,时作时止,吐涎及清水。指纹沉紫,脉弦紧。

4. 虚寒腹痛　腹痛隐隐,喜温喜按,面色萎黄,形体消瘦,食欲不振,时有腹泻。舌淡苔薄白,指纹淡红,脉沉细。

〔治　疗〕

1. 治则　温通经络,调和气血。

2. 推拿法一

(1) 揉外劳宫:用中指螺纹面着力,在小儿掌背第三、四掌骨歧缝间凹陷中,与内劳宫穴相对处作揉法,约50次(见图101)。

(2) 揉一窝风:用中指端着力,在小儿掌背腕横纹中点凹陷处揉动,约50次(见图56)。

(3) 摩腹:用手掌掌面或食(示)、中、无名指指面在小儿腹部作摩法,约5分钟(见图60)。

(4) 揉脐:用中指端着力,在小儿脐部作揉法,约3分钟(见图61)。

(5) 推、揉脾俞:一指禅推或指揉小儿背部第十一胸椎棘突下两侧旁开1.5寸处,约300次(参见图113)。

(6) 推、揉胃俞:一指禅推或指揉小儿背部第十二胸椎棘突下两侧旁开1.5寸处,约300次(见图113)。

(7) 按揉足三里:用拇指端着力,在小儿外膝眼下3寸、胫骨旁开1寸处作按揉法,约50次(见图103)。

寒积者,加推三关(见图47);按一窝风(见图56);拿肚角(见图64)。

食积者,加清脾经(见图 28);清大肠(见图 39);推中脘(见图 114);分推腹阴阳(见图 59);揉天枢(见图 113)。

虫扰腹痛者,加搓脐,用食(示)、中、无名(环)指指面着力,搓摩小儿脐腹部,约 3 分钟;抖脐(见图 62);推脐,用食、中两指螺纹面着力,自小儿脐部直推至耻骨联合上缘,约 100 次;拿肚角(见图 64)。

脾胃虚寒者,加补脾经(见图 28);补胃经,用拇指螺纹面着力,在小儿拇指掌面近掌端第一节作旋推,约 300 次;揉板门(见图 42);揉中脘(见图 102)。

3. 推拿法二

(1) 推、揉胃俞:一指禅推或指揉第十一胸椎棘突下两侧旁开 1.5 寸处,300 次(见图 113)。

(2) 按揉足三里:用拇指端着力,按压外膝眼下、胫骨旁开 1 寸处,各 3～5 次(见图 103)。

寒积者,加揉中脘(见图 102);拿肩井(见图 93)。

食积者,加摩腹(见图 60);搓胁(见图 92)。

虚寒者,加推脾俞,用一指禅推法,推第十一胸椎棘突下两侧旁开 1.5 寸处,约 300 次;推胃俞,用一指禅推法,推第十二胸椎棘突下两侧旁开 1.5 寸处,约 300 次;擦肾俞,用掌根着力,擦热第二腰椎棘突下两侧旁开 1.5 寸肾俞部。

[方 药]

1. 寒积腹痛 正气天香散(乌药、香附、干姜、紫苏、陈皮),日服 2 次,每次 1.5 克。

2. 伤食痛 香砂平胃散(苍术、厚朴、橘皮、甘草、生姜、大枣、木香、砂仁),日服 2 次,每次 1.5 克。

3. 虫扰腹痛 乌梅丸(乌梅肉、黄连、黄柏、人参、当归、附子、桂枝、蜀椒、干姜、细辛),日服 2 次,每次 1.5 克。

4. 虚寒腹痛 黄芪建中汤(黄芪 6 克、桂枝 6 克、甘草 3 克、大枣 5 枚、芍药 6 克、生姜 3 克、饴糖 15 克),日服 3 次,每日 1 剂。

[注意事项]

1. 避免感受风寒,注意腹部保暖。

2. 注意饮食卫生，乳贵有时，食贵有节，不要过食生冷瓜果之品。

3. 注意与急腹症腹痛鉴别，以免贻误病情。

十六、腹　泻

小儿腹泻是指粪便溏薄，甚至稀薄如水样，每日大便次数增多。多发于夏秋季节，尤以 2 岁以下的小儿易发。其病多由外感六淫，内伤乳食，损伤脾胃，而导致运化失常。如治疗失时或治疗不当，则可造成阴津枯竭，气阳衰惫，阴阳两伤，甚至危及生命；久泻迁延不愈，则要严重影响小儿的营养、生长和发育。

小儿腹泻，是一个消化道综合征。由于婴幼儿消化系统发育不成熟，功能不完善，神经调节差，胃酸与消化酶分泌较少，酶的活力低等特点，因饮食不当，以及肠道内受致病性大肠杆菌或病毒等感染，均可引起腹泻，甚者可造成水、电解质紊乱，引起脱水、酸中毒等危症。轮状病毒，是秋冬季婴幼儿腹泻的常见病因。

〔病　因〕

小儿脾胃薄弱，生机蓬勃，阴生阳长均须脾胃化生更多的精微充盈机体，因而脾胃的负担也相对较重，所以无论感受外邪、内伤乳食或脾胃虚寒均可引起脾胃失调，而成腹泻。

1. **感受外邪**　小儿脏腑娇嫩，易感外邪，凡暑热、湿困、寒凉等均能引起脾胃功能失司，造成腹泻。

2. **内伤乳食**　因饮食不节或不洁，使脾胃运化失职，不能腐熟水谷，而水反为湿，谷反为滞，水谷水分并走大肠而成腹泻。《内经》中曰："饮食自倍，脾胃乃伤。"

3. **脾胃虚弱**　若小儿先天禀赋不足，后天调补失当，或大病之后，而使脾胃虚弱，运化无能，清浊不分，形成腹泻。

4. **脾肾阳虚**　脾虚及肾，可致肾阳虚冷，命门火衰，不能温煦脾土，脾阳不足，脾胃运化失常而腹泻。

〔临床表现〕

1. **寒湿泻**　大便清稀，泡沫多，色淡，不臭，肠鸣腹痛，小便清长。

苔白腻,指纹淡红,脉濡。

2. 湿热泻　大便泻下稀薄,急迫暴注,色黄褐,味臭,小便短赤。苔黄腻,指纹色紫,脉数。

3. 伤食泻　大便量多,稀薄,杂有残渣和乳块,气味酸臭,嗳气纳呆,脘腹胀满拒按,常伴呕吐,矢气,拒按,泻前哭闹,泻后缓解。苔厚腻,指纹色紫,脉滑。

4. 脾虚泻　久泻不愈,大便水样,次数频多,食入即泻,色淡,时重时轻,面色萎黄。舌淡苔薄,指纹淡红,脉濡。

5. 脾肾阳虚　大便水样,次数频多,泄泻无度,完谷不化,面黄神萎,肢软无力,四肢厥冷。苔薄脉细,指纹淡。

［治　疗］

1. 治则　健脾利湿止泻。

2. 推拿法一

(1) 补脾经:用拇指螺纹面着力,在小儿拇指螺纹面作旋推,约300次(见图28)。

(2) 补大肠:用拇指螺纹面着力,在小儿食指桡侧缘自指尖向虎口处直推,约100次(见图38)。

(3) 清小肠:用拇指螺纹面着力,在小儿小指尺侧缘自指根向指尖直推,约100次(见图40)。

(4) 摩腹:用手掌掌面或食(示)、中、无名(环)指螺纹面在小儿的腹部作摩法,约5分钟(见图60)。

(5) 揉脐:用掌根或中指端着力,在小儿的脐部作揉法,约5分钟(见图61)。

(6) 揉龟尾:用拇指端或中指端着力,于小儿龟尾穴作揉法,约100次(见图69)。

(7) 推上七节骨:用拇指螺纹面或食(示)、中两指螺纹面自小儿尾椎骨端向命门穴直推,约100次(见图68)。

对于新生儿腹泻,也可参照此法。

寒湿者,加揉外劳宫(见图101);推三关(见图47);揉天枢(见图113)。

湿热者,加清大肠(见图 39);推三关(见图 47);推六腑(见图 49);推下七节骨(见图 67)。

食积者,加清脾胃(见图 28、41);揉中脘(见图 102);搓脐,用食(示)、中、无名(环)指螺纹面着力,搓摩脐腹部,约 3 分钟;拿肚角(见图 64)。

偏于脾虚者,加推板门(见图 43);推运内八卦,用拇指螺纹面着力,在小儿掌心四周作推运,约 50 次;一指禅推或指揉小儿背部第十一胸椎棘突下两侧旁开 1.5 寸脾俞处,约 300 次(参见图 113);揉胃俞(见图 113);捏脊(见图 66);揉足三里(见图 103)。

脾肾阳虚者,加一指禅推或指揉小儿背部第二腰椎棘突下两侧旁开 1.5 寸肾俞处,约 300 次(参见图 113);擦八髎,用掌根或小鱼际着力,在小儿骶部八髎部作擦法,擦至局部发热。

3. 推拿手法二

(1) **摩腹**:用手掌掌面或食、中、无名指指面在小儿腹部作摩法,约 5 分钟(见图 60)。

(2) **按揉足三里**:用拇指螺纹面着力,按揉外膝眼下 3 寸、胫骨旁开 1 寸处,约 50 次(见图 103)。

(3) **推脾俞**:用一指禅推法,推十一胸椎棘突下两侧旁开 1.5 寸处,约 300 次。

寒湿者,加拿肩井(见图 93);推肺俞,用一指禅推法,推第十一胸椎棘突下两侧旁开 1.5 寸处,约 300 次。

湿热者,加推大椎,用一指禅推法,推第七颈椎棘突下大椎穴,约 300 次;按曲池,用拇指螺纹面着力,按压肘横纹外侧端曲池穴,5～10 次。

食积者,加摩腹(见图 60);推胃俞,用一指禅推法推第十二胸椎棘突下两侧旁开 1.5 寸处,约 300 次。

脾虚者,加揉中脘(见图 102)。

脾肾阳虚者,加揉中脘(见图 102);推肾俞,用一指禅推法,推第二腰椎棘突下两侧旁开 1.5 寸处,约 300 次;擦八髎,用小鱼际擦法,擦热八髎穴部。

[方　药]

1. 寒湿泻　藿香正气散(藿香、紫苏、白芷、桔梗、白术、厚朴、半夏、大腹皮、茯苓、橘皮),日服 2 次,每次 1.5 克。

2. 湿热泻　葛根芩连汤(葛根 6 克、黄芩 3 克、黄连 3 克、炙甘草 3 克),日服 3 次,每日 1 剂。

3. 伤食泻　保和丸(山楂、神曲、半夏、茯苓、陈皮、连翘、萝卜子),日服 2 次,每次 1.5 克。

4. 脾虚泻　参苓白术散(人参、茯苓、白术、桔梗、山药、甘草、白扁豆、莲子肉、砂仁、薏苡仁),日服 2 次,每次 1.5 克。

5. 脾肾阳虚　参苓白术散加四神丸(补骨脂 6 克、肉豆蔻 3 克、吴茱萸 3 克、五味子 6 克、生姜 3 克、大枣 3 枚),日服 3 次,每日 1 剂。

[注意事项]

1. 注意小儿饮食卫生,不吃不洁食物。

2. 乳食节制,不要时饥时饱,过凉过热。

3. 腹泻时期,吃易消化清淡食物,不食油腻食物。

4. 患病间遇小儿面色苍白,小便极少,眼眶凹陷,呕吐频繁,纳呆,精神不正常,要配合其他治疗。

十七、先天性巨结肠

先天性巨结肠是指因直肠及结肠远段运动功能紊乱,使结肠近段因粪便堆积而致肠管肥厚、扩大。为常见的先天性消化道畸形,有家族性,发病率男多于女 4~5 倍。

[病　因]

本病发生是由于直肠及结肠远端肠肌间神经丛的神经节细胞减少或缺如,以致病变肠段经常处于痉挛状态,粪便通过受阻碍,郁滞于阻碍处以上的结肠内;同时结肠代偿性肥大、扩张,形成巨结肠。绝大多数病例,病变肠段仅限于乙状结肠远端及直肠,个别病例病变可波及全部结肠甚至小肠。扩大的结肠可因黏膜层血管受压迫而发生小区域性缺血,或肠内菌群侵入肠壁或产生肠毒素而导致肠炎。

〔临床表现〕

主要表现为顽固性便秘和腹部膨胀。新生儿以急性肠梗阻为临床主要表现，出生后即无胎粪或仅排出少量胎粪。如并发小肠结肠炎时，可出现腹泻、发热、呕吐及脱水。患儿可有呕吐、食欲差，于灌肠排便后症状才略缓解。一般患儿年龄越大，越多表现为便秘和腹胀。病程长者或可出现腹泻。患儿发育较差，消瘦、贫血。

在检查患儿的下腹部时，可触及充满粪便的结肠。患儿腹部于触摸后，可能出现肠型；作肛指检查时，患儿直肠可出现痉挛，而作检查的手指达到壶腹高度时，也未能触及粪便；对患儿进行钡剂灌肠 X 线检查时，在侧位和前后位 X 线片上，可以见到痉挛的肠段和在其上方的扩张的肠段。

〔治　　疗〕

1. 治则　补益脾胃，润肠通便。

2. 推拿法

（1）补脾经：用拇指螺纹面着力，在患儿拇指螺纹面处作顺时针方向旋推，约 300 次（见图 28）。

（2）补大肠：用拇指螺纹面，沿患儿食（示）指桡侧缘，自指尖推向虎口，约 150 次（见图 38）。

（3）揉中脘：用中指指端或掌根在患儿脐上 4 寸处，作揉法，约 100 次（见图 102）。

（4）揉天枢：用食（示）、中两指，分别按住脐旁 2 寸处，两指同时作揉法，约 100 次（见图 112）。

（5）摩腹：用四指螺纹面按住患儿腹部，作顺时针方向推摩，约 5 分钟（见图 60）。

（6）按揉足三里：用拇指在患儿外膝眼下 3 寸、胫旁 1 寸处，作按揉法，约 100 次（见图 103）。

（7）推六腑：用拇指或食（示）、中指螺纹面，沿患儿前臂尺侧，自肘部推向腕部，约 300 次（见图 49）。

（8）推下七节骨：用拇指螺纹面，自患儿第二腰椎棘突下推向尾椎骨端，约 100 次（见图 68）。

（9）捏脊：用拇指桡侧缘顶住皮肤，食（示）、中两指前按，三指同时用力提拿肌肤，沿患儿脊柱，自上而下，双手交替捻动向前推行，3～5 次（见图 66）。

［方　药］

麻子仁丸（麻子仁、芍药、枳实、大黄、厚朴、杏仁），日服 2 次，每次 1.5 克。

［注意事项］

对较重病例，若用保守疗法治疗无效时，则需手术治疗。

十八、蛔虫团性肠梗阻

蛔虫团性肠梗阻是指肠道为蛔虫团所阻塞，以致肠道内容物不能顺利通过，临床以腹胀、腹痛、呕吐、便秘为特征的一种急腹症。该病多见于 2 岁以上的幼儿，卫生条件不良地区发病率高。肠梗阻有机械性和动力性，高位性与低位性，完全性与不完全性，以及单纯性与绞窄性之分类。本篇主要介绍的是推拿行之有效的蛔虫团肠梗阻，且是肠壁血液循环正常的单纯性的肠梗阻，而肠壁血液循环障碍的绞窄性肠梗阻一般应采取手术治疗。

早在《内经》一书中就有类似肠梗阻症状的描写："饮食不下，膈塞不通，邪在胃脘。"后世医书中所述的"肠结"和"关格"证候与肠梗阻颇为相似。《医学衷中参西录》中有："肠结最为紧要之征，恒于人性命有关。或因常常呕吐，或因多食生冷食物……"《医贯》中则指出："关者不得出，格者不得入也"。

［病　因］

本病主要是小儿感染了蛔虫，没有及时排蛔；或者排蛔用药量不当；或是由于饥饿、发热、腹泻等肠道内环境的改变，蛔虫异常活跃，缠结成团，堵塞肠腔造成梗阻。当蛔虫团扭结成团时，因虫体之间多能通过一些气体和液体，肠内容物仍可沿蛔虫体周围通过，故多数表现为不完全性的肠梗阻。个别也有因虫团压迫而发生肠坏死的情况。

中医学认为：肠为六腑之一，主消化，吸收与排泄，"动而不静"、"降而不升"、"泻而不藏"、"实而不能满",以下行通降为顺,滞实上逆而满。凡气、血、寒、热、湿、食、虫等任何因素造成大、小肠通降功能失常,使肠道气血瘀结,滞塞上逆而发病。

[临床表现]

临床上以腹痛、腹胀、呕吐、停止排便、排气为肠梗阻的共同特征。

蛔虫团肠梗阻的典型症状为:阵发性剧烈腹痛,时作时止,以脐周为甚,伴有呕吐,甚至呕吐蛔虫、便秘、腹脐胀而柔软,脐周可摸到大小不等的条索状块物,其性质柔软,揉之可改变形状与部位。无便血,钡剂灌肠呈阴性。

由于常见的几种不同的肠梗阻具有相似的临床表现,因此,在临床上要注意与其他肠梗阻相鉴别,以免延误病情,产生严重后果

[治 疗]

1. 治则 驱虫散结,行气通关。

2. 推拿法

(1) 摩腹:用手掌掌面或食、中、无名指指面着力,在小儿腹部作轻摩,约 5 分钟(见图 60)。

(2) 揉脐:用中指指端着力,在小儿脐部作揉法,约 3 分钟(见图 61)。

(3) 搓脐:用食(示)、中、无名指指面着力,搓摩脐腹部,约 5 分钟。

(4) 抖脐:用拇指与食(示)、中两指的螺纹面着力,抓肚脐并抖动脐部,约 3 分钟(见图 62)。

(5) 推脐:用食(示)、中两指螺纹面着力,自小儿脐部直推到耻骨联合上缘,约 3 分钟。

(6) 揉天枢:用食(示)、中两指螺纹面着力,分别在脐旁 2 寸处,同时作揉法,约 3 分钟(见图 112)。

(7) 拿肚角:用拇、食(示)、中三指相对用力,提拿小儿脐中旁开 2 寸之大筋处,约 5 次(见图 64)。

(8) 推下七节骨:用拇指或食(示)、中两指螺纹面着力,自小儿命门穴向下推至尾椎骨端,约 200 次(见图 67)。

(9) 揉腹:用手掌掌根在腹部包块处用揉法,约 5 分钟。

对由于惊吓造成肠痉挛、肠壁血液循环障碍的肠梗阻，也可参照此法治疗。

若腹痛剧烈者，先按压以下穴位以镇痛，再施行以上手法。

（1）按脾俞：用双手拇指端着力，在小儿背部第十一胸椎下旁开1.5寸处作按法，约100次。

（2）按胃俞：用双手拇指端着力，分别在小儿背部第十二胸椎棘突下两侧旁开1.5寸处作按法，约100次。

（3）按揉大肠俞：用双手拇指或食（示）、中指指端着力，分别在小儿背部第四腰椎棘突下两侧旁1.5寸处作按揉法，约100次。

〔方　　药〕

肠道驱蛔汤（使君子9克、槟榔6克、雷丸9克、苦楝根皮9克、厚朴9克、大黄6克），日服2次，每日1剂。

〔注意事项〕

1. 注意饮食卫生，不食生冷、不洁食物。

2. 发现感染蛔虫及早治疗，用药剂量得当。

3. 若经治疗，虫团持久不消散，虫团巨大，坚实腹胀，全腹紧张压痛，疑有肠坏死、肠穿孔及肠扭转的可能者，应及时采取其他措施，包括手术治疗。

十九、便　　秘

便秘是指大便坚硬干燥，或艰涩难于排出，且排便时间延长的一种常见慢性病证。是儿科临床较为多见的一个证候，有时单独出现，有时继发于其他疾病的过程中。便秘可以分为实秘与虚秘，前者多因燥结气滞而成，后者多因气血虚弱、津液不足而致。

粪便在结肠内积滞时间过长，水分被过量吸收，致粪便干燥，而排便困难。由于小儿饮食不足或质量不当，如食物纤维太少、饮食蛋白质过多、饮水量太少或突然改变饮食生活习惯均能引起便秘，此为最常见原因。另外，可继发于肠道畸形、肛周感染、营养不良（腹壁及肠壁张力低下）的患儿。

〔病　　因〕

饮食入胃,经过脾胃运化,吸收其精微之后,所剩糟粕,由大肠传送而出。《内经》中指出:"水谷者,并居于胃中,成糟粕而俱下于大肠";"大肠者,传导之官,变化出焉"。

便秘的发生,主要由于大肠传导功能失常,粪便在肠内停留时久,水分被肠壁吸收,从而粪质过于干燥,坚硬所致;或气滞不行,气虚传导无力;或病后体虚,津液耗伤,肠道干涩等原因所致。

1. 饮食不节　饮食不调,食物停滞,气滞不行郁久化热,或因过食辛热厚味,以致胃肠积热,耗损津液,腑气不通,大肠传导失职。

2. 气血不足　素体虚弱或久病之后,气血不足,气虚则大肠传送无力,血虚则津液无以滋润大肠,肠道干涩。

〔临床表现〕

1. 实秘　大便干结,胸胁痞满,腹中胀满,面红身热,口臭心烦,口干欲饮,不思乳食,噫气泛酸,小便短赤。苔黄腻,指纹紫滞,脉滑实或沉实。

2. 虚秘　面色㿠白,指爪无华,形瘦气怯,便软,便秘不畅。努挣难下,小便清长,腹中冷痛,喜热恶冷,四肢欠温。舌淡,苔薄,指纹淡,脉细。

〔治　　疗〕

1. 治则　导滞通闭。

2. 推拿法一

(1) 按揉膊阳池:用中指端着力,于小儿腕横纹中点上 3 寸处作揉法,约 50 次(见图 57)。

(2) 揉中脘:用中指指面着力,在小儿脐上 4 寸处作揉法,约 3 分钟(见图 102)。

(3) 摩腹:用手掌掌面或食(示)、中、无名(环)指指面着力,在小儿腹部作抚摩,约 5 分钟(见图 60)。

(4) 揉龟尾:用拇指端或中指端着力,在小儿尾椎骨端龟尾穴作揉法,约 100 次(见图 69)。

(5) 推下七节骨:用拇指或食(示)、中两指螺纹面着力,自小儿命门穴向下直推至尾椎骨端,约 100 次(见图 67)。

对于新生儿大便不通,可以参照此法。

实秘者,加清脾胃(见图 28、41);推六腑(见图 49);按弦搓摩(见图 92);揉天枢(见图 112)。

虚秘者,加补脾胃(见图 28);清大肠(见图 39);推三关(见图 47);捏脊(见图 66);按揉足三里(见图 103)。

3. 推拿法二

(1) 摩腹:用手掌面着力,摩脐周腹部,3～5 分钟(见图 60)。

(2) 揉天枢:用掌根着力,揉脐旁 2 寸天枢穴部,3～5 分钟(见图 113)。

(3) 揉足三里:用拇指螺纹面着力,揉外膝眼下,胫骨旁开 1.5 寸处,约 50 次(见图 103)。

虚秘者,加揉丹田(见图 63);推脾俞,用一指禅推法,推第十一胸椎棘突下两侧旁开 1.5 寸处,约 300 次;推肾俞,用一指禅推法,推第二腰椎棘突下两侧旁开 1.5 寸处,约 300 次。

实秘者,加按曲池,用拇指螺纹面着力,按压肘横纹外侧端,约 50 次;按伏兔,用拇指螺纹面着力,按压膝内上缘上 2 寸处,约 50 次。

〔方　药〕

1. 实秘

(1) 食积:枳实导滞丸(大黄、枳实、黄芩、黄连、神曲、白术、茯苓、泽泻),日服 2 次,每次 1.5 克。

(2) 燥热:小承气汤(大黄 3 克,厚朴 6 克,枳实 3 克),日服 3 次,每日 1 剂。

2. 虚秘　十全大补汤加麻仁丸(熟地 6 克、白芍 6 克、当归 6 克、川芎 6 克、人参 3 克、白术 6 克、茯苓 6 克、甘草 3 克、黄芪 6 克、肉桂 3 克、加麻仁 3 克、芍药 6 克、枳实 3 克、大黄 3 克、厚朴 6 克、杏仁 6 克),日服 3 次,每日 1 剂。

〔注意事项〕

1. 调节饮食,多食带纤维的蔬菜。

2. 训练良好的排便习惯。

3. 脾胃虚,少食而便少者,应注意扶养胃气。

二十、脱　肛

脱肛是指肛管、直肠各层或直肠黏膜向外翻出,脱垂于肛门外的一种症状。以肛门外可见脱出的圆锥形或长形肿块,即脱垂出的直肠为其临床特征。多见于 3 岁以下的小儿,轻者在大便时脱出,便后可自行还纳;重者因啼哭或咳嗽即能脱出,必须帮助才可回纳。小儿脱肛在临床上较为多见,这主要是由于小儿骶骨弯尚未长成,直肠呈垂直位,支持直肠的组织软弱,故当腹腔内向下的压力增高时,直肠没有骶骨和周围组织的有效支持,易向下滑动,发生脱肛。另外,长期腹内压增高(如哭闹、咳嗽、腹泻、便秘、膀胱结石等)也可导致本病。

〔病　因〕

1. 气虚　小儿先天禀赋不足或后天失调或养育不当,久坐痰盂或长期泻痢、久咳、病后体弱,以致肺脾虚损,中气不足,气虚下陷,不能摄纳,导致肛管、直肠向外脱出。

2. 实热　多为感受暑热之邪或大肠积热,湿热下注肠中,大便干结,努挣用力,迫肛外脱。

〔临床表现〕

1. 虚证　脱出的直肠色淡红、伴少量黏液,无痛感,面色苍白或萎黄,形体消瘦,肢体欠温,神疲乏力,自汗。舌质淡,苔薄白,脉濡细,指纹色红。

2. 实证　脱出的直肠色鲜红、伴少量鲜红色渗出液,肛周红肿热痛,大便干燥而秘结,小便短赤,哭闹不安。舌质红,苔黄腻,脉弦,指纹色紫。

〔治　疗〕

1. 治则　补中益气,升阳固脱;泻腑清热,通便润肠。

2. 推拿法一(适用于虚证)

(1) 补脾经:用拇指螺纹面着力,在小儿一手拇指螺纹面处作顺时针方向旋推约 300 次(见图 28)。

(2) 补大肠:用拇指螺纹面,沿小儿食(示)指桡侧缘,自食指尖推向虎口,约 150 次(见图 38)。

(3) 推三关:用拇指螺纹面,沿小儿前臂桡侧缘,自腕部桡侧推向肘横纹桡侧端,约 300 次(见图 47)。

(4) 揉外劳宫:用中指螺纹面在小儿掌背第三、四掌骨歧缝间凹陷中,与内劳宫对应处作揉法,约 100 次(见图 101)。

(5) 揉脐:用中指指端在小儿脐部作揉法,约 100 次(见图 61)。

(6) 揉丹田:用掌根或大鱼际在小儿脐下 2 寸处作揉法,约 100 次(见图 63)。

(7) 推上七节骨:用拇指螺纹面,自小儿尾椎骨端推向第二腰椎棘突下命门穴,约 100 次(见图 67)。

(8) 揉龟尾:用食指或中指指端在小儿尾椎骨端龟尾穴作揉法,约 100 次(见图 69)。

(9) 捏脊:用拇指桡侧缘顶住皮肤,食(示)、中两指前按,三指同时用力提拿肌肤,沿患儿脊柱,自下而上,双手交替捻动向前推行 3～5 次(见图 66)。

(10) 揉百会:用拇指螺纹面在小儿头顶正中两耳尖连线交叉点作揉法,约 100 次(见图 106)。

3. 推拿法二(适用于实证)

(1) 清胃经:用拇指螺纹面沿小儿拇指掌面近掌端的第一节向指根方向直推,约 300 次(见图 41)。

(2) 清大肠:用拇指螺纹面沿小儿食(示)指桡侧缘,自指根推向指尖,约 300 次(见图 39)。

(3) 清小肠:用拇指螺纹面沿小儿小指尺侧边缘,自指根推向指尖,约 150 次(见图 40)。

(4) 推六腑:用拇指或食(示)、中指螺纹面,沿小儿前臂尺侧,自肘部推向腕部,约 300 次(见图 49)。

(5) 揉天枢:用食(示)、中两指分别按住脐旁 2 寸处作揉法,约 100 次(见图 112)。

(6) 揉龟尾:用食(示)指或中指指端在小儿尾椎骨端作揉法,约 100 次(见图 69)。

（7）推下七节骨：用食（示）、中指螺纹面或拇指螺纹面,自小儿第二腰椎棘突下推向尾椎骨端龟尾穴,约 100 次（见图 68）。

4. 推拿法三

（1）揉气海：用中指指端着力,按揉脐下 1.5 寸处,约 100 次。

（2）揉丹田：用中指指端着力,按揉脐下 2 寸处,约 100 次（见图 63）。

（3）揉百会：用中指指端着力,按揉头顶正中线与两耳连线交会处,约 100 次（见图 106）。

（4）揉龟尾：用中指指端着力,按揉尾椎骨端之下方龟尾处,约 100 次（见图 69）。

虚者,加按揉足三里（见图 103）；捏脊（见图 66）。

实者,加摩腹（见图 60）；按曲池,用拇指指端着力,按压肘横纹外侧端曲池穴,约 30 次。

［方　　药］

1. 气虚脱肛　补中益气汤（黄芪 6 克、人参 3 克、白术 6 克、甘草 3 克、当归 6 克、陈皮 3 克、升麻 6 克、柴胡 6 克、生姜 3 克、大枣 5 枚）,日服 3 次,每日 1 剂。

2. 实热脱肛　小承气汤（大黄 3 克、厚朴 6 克、枳实 6 克）,日服 3 次,每日 1 剂。

［注意事项］

1. 小儿患脱肛后应该注意护理。每次大便后应用温开水洗净并轻轻地将脱出的直肠揉托上去。要注意清洁,并防止擦伤而引起的感染。

2. 在推拿治疗期间,小儿应避免蹲位排便,可采用侧卧或仰卧位排便。

3. 患儿平时大便时间不能太长,便后要马上起立,平时要注意营养调理和饮食卫生。当脱肛继发腹泻、便秘等时,应同时治疗这些病证。

二十一、癃　闭

癃闭是指小儿排尿困难,甚至小便闭塞不通而言的。《素问》有"膀胱不利为癃"、"膀胱病,小便闭"的记载。其中,又以小便不利,点滴而短少,病势较缓者称"癃";小便不通,欲解不得解,病势较急者称"闭",合称为癃闭。

现代医学则称之为"尿潴留"。常见于支配膀胱的神经功能失调,致使膀胱松弛,排尿困难,膀胱括约肌相对紧张而致尿潴留,严重的尿道梗阻也是引起尿潴留的原因之一。过多使用冬眠药物或阿托品亦可导致尿潴留。

〔病　　因〕

本病多由湿热壅积,下注膀胱,水道闭阻,或因肾阳不足,命门火衰,三焦气化无权,而致癃闭。

1. 湿热壅积　膀胱湿热阻滞或肾热移于膀胱,湿热互结,膀胱气化失司,津液不布而尿闭不通。

2. 肾气不足　肾阳不足,命门火衰,无阳则阴无所化,膀胱气化无权,传送失职,而溺不能出。

〔临床表现〕

1. 湿热壅积　小便点滴不通,或量极少、短赤灼热,或小便涓滴艰涩,小腹胀满,大便不畅,口渴不饮。舌质红,苔根黄腻,指纹沉紫,脉数。

2. 肾气不足　小便不通或点滴不爽,排出无力,或欲解而不能解,面色㿠白,神倦乏力,腰膝酸软、四肢不温。舌淡苔薄,指纹色淡,脉沉细。

〔治　　疗〕

1. 治则　开通闭塞,清利小便。

2. 推拿法一

(1) 摩腹:用手掌掌面或食(示)、中、无名(环)指螺纹面着力,在小儿腹部作抚摩,约5分钟(见图60)。

(2) 揉丹田:用掌根或指端着力,在小儿脐下2寸处作揉法,约3分钟(见图63)。

(3) 按中极:用拇指或中指指端着力,在小儿脐下4寸处作按法,约30次。

(4) 拿足膀胱:用拇指及其余四指螺纹面相对用力,在小儿大腿内侧,膝盖上缘至大腿根处肌腱作提拿法,约 5 次(见图 70)。

下焦湿热者,加清肝经(见图 31);清肾经(见图 32);清小肠(见图 40);推足膀胱,用拇指或食(示)、中两指螺纹面着力,自小儿大腿内侧膝盖上缘向大腿根部作直推法,约 300 次;推六腑(见图 49);清天河水(见图 48)。

肾气不足者,加补脾经(见图 28);补肾经(见图 32);推三关(见图 47);揉外劳宫(见图 101);擦八髎,用掌根或小鱼际着力,在小儿骶部八髎处作擦法,以温热为度;揉三阴交(见图 105)。

3. 推拿法二

(1) **揉气海**:用掌根着力,揉脐下 1.5 寸处,3～5 分钟。

(2) **按中极**:用中指指端着力,按压脐下 4 寸处,10～15 次。

湿热者,加按揉三阴交(见图 105);推膀胱俞,用一指禅推法,推第二骶椎下旁开 1.5 寸膀胱俞,约 300 次。

肾气不足,加推肾俞,用一指禅推法,推第二腰椎棘突下旁开 1.5 寸处,约 300 次;推八髎,用一指禅推法,推骶骨旁 1.5 寸八髎处,自上而下各推 5～10 遍。

〔方　　药〕

1. 湿热壅塞　八正散(川木通、车前子、萹蓄、瞿麦、滑石、甘草梢、大黄、栀子),日服 2 次,每次 1.5 克。

2. 肾气不足　济生肾气丸(干地黄、淮山药、山茱萸、泽泻、茯苓、丹皮、肉桂、炮附子、川牛膝、车前子),日服 2 次,每次 1.5 克。

〔注意事项〕

1. 忌食香燥炙煿之食。

2. 若推拿不能奏效,应及时采取其他方法导尿,以免延误病情,造成不良后果。

二十二、小 便 频 数

小便频数,又称尿频尿急。凡小儿因肾气虚,或形体发育不良,或病后形气不足,引起小便次数多而无疼痛者,称为小便频数。

现代医学认为小儿出生后头几日内,因液体摄入量少,每日排尿仅4～5次,一周后因小儿新陈代谢旺盛,进水量较多而膀胱容量小,故排尿可增加至20～25次,以后间隔逐渐延长,1岁时每日排尿15～16次,到学龄期每日6～7次。若小儿每日排尿次数超过正常范围,及尿势急迫的,则称为尿频尿急。小便频数可以见于泌尿系统的器质性病变,也可见于中枢神经功能紊乱引起的尿频尿急。

[病　　因]

1. **气虚证**　先天禀赋不足或久病失养,小儿体质羸弱,肾气不足,不能固摄;或者身体虚弱,或过于疲劳,肺脾两脏俱虚,上虚不能制下,下虚不能制水,而致膀胱气化不利,出现尿频尿数。

2. **阴虚证**　由于患儿久病伤阴,阴虚则生内热,膀胱虚火妄动,水不得宁,故尿不能禁而频数。

[临床表现]

1. **气虚证**　小便频数,或滴沥不尽,面色㿠白,少气懒言,纳呆。舌质淡,苔薄白,指纹淡红,脉细弱。

2. **阴虚证**　小便频数,或频频不能自禁,午后潮热,口干唇燥,腰膝疲软。舌质红,苔薄黄,指纹淡紫,脉细数。

[治　　疗]

1. **治则**　补肾益气固摄。

2. **推拿法**

(1) 补肾经:用拇指螺纹面着力,在小儿小指螺纹面作旋推,约300次(见图32)。

(2) 揉小天心:用中指端着力,在小儿掌心大小鱼际交接之凹陷处作揉法,约100次(见图44)。

(3) 揉丹田:用掌根或中指螺纹面着力,在小儿腹部脐下2寸处作揉法,约3分钟(见图63)。

(4) 揉肾俞:用食(示)、中指两指螺纹面着力,在小儿第二腰椎棘突下两侧旁开1.5寸处作揉法,约100次(参见图113)。

(5) 揉三阴交:用拇指螺纹面着力,在小儿内踝高点直上3寸处作揉法,约60次(见图105)。

气虚者,加补脾经(见图 28);补肺经(见图 31);摩腹(见图 60);揉气海,用掌根或中指螺纹面着力,在小儿腹部脐下 1.5 寸处作揉法约 3 分钟;捏脊(见图 66)。

阴虚者,加揉二人上马,用拇指端着力,在小儿无名(环)指与小指掌指关节间后陷中,作揉法,约 50 次;清天河水(见图 48)。

〔方　药〕

1. 气虚型　桑螵蛸散(桑螵蛸、远志、菖蒲、龙骨、人参、茯神、当归、龟板),日服 2 次,每次 1.5 克。

2. 阴虚型　知柏地黄丸(知母、黄柏、熟地黄、山茱萸、淮山药、丹皮、泽泻、茯苓),日服 2 次,每次 1.5 克。

〔注意事项〕

1. 对于该病患儿应连续查尿,以排除器质性疾病。

2. 对于尿频尿急且尿多不禁的患儿,应与糖尿病、尿崩症等疾病相鉴别,以防延误治疗。

二十三、遗　尿

遗尿,俗称尿床,是指 3 周岁以上的小儿在睡眠中不随意地将小便尿在床上,醒后方觉,且反复发作的病证。本病多因肾气不足、下元虚冷,或病后体弱,肺脾气虚不摄所致。3 周岁以下的婴幼儿,由于脑髓未充、智力未健,或正常的排尿习惯尚未养成,而不自主地排尿;以及年长儿因贪玩过于疲劳,睡前多饮等,偶尔产生尿床者,都不属病理现象。

现代医学认为,小儿遗尿绝大部分是功能性的,是由于大脑皮质及皮质下中枢的功能失调而致。常常由于小儿突然受惊,过度疲劳,骤然变换新的环境,以及未养成良好习惯等精神因素造成本病,也有病儿有家庭性倾向。少数患儿是器质性病变引起的,如蛲虫病、脊柱裂、癫痫等。遗尿症必须及早治疗,如果病程拖延日久,将会妨碍儿童的身心健康,影响发育。

〔病　因〕

遗尿与肺、脾、肾三脏气化功能失常有关,其中肾与遗尿关系更为密切。常因肾与膀胱虚冷,而致下焦虚寒,不能约束小便;或上焦肺虚,中焦脾弱而成肺脾两虚,气虚不固,小便自遗。有时也可挟热。

1. 肾气不足,下元虚寒 肾主闭藏,开窍于二阴,职司二便,与膀胱相表里,如肾与膀胱之气俱虚,不能制约水道,因而发生遗尿。

2. 肺脾气虚 肺居上焦,主一身之气,通调水道,下输膀胱,脾为中土,系水饮上达下输之枢机,若肺脾皆虚,影响及肾,则上虚不能摄于下,下虚又不能上承,终至无权约束水道而成遗尿。

3. 肝经郁热 由于肝经郁热而疏泄太过,使肾关开合制约失司,膀胱不藏而致遗尿。

[临床表现]

1. 肾气不足、下元虚冷 面色㿠白,智力迟钝,神疲乏力,肢冷形寒,腰腿酸软,小便清长,头晕。舌质淡,脉沉细无力。

2. 脾肺气虚 面色无华,形瘦乏力,食欲不香,大便溏薄,舌苔淡薄,脉缓无力。

3. 肝经郁热 小便色黄而频数短涩,尿味腥臭,性情急躁,手足心热,面唇红赤,口渴欲饮。舌红苔黄,脉弦数。

[治 疗]

1. 治则 温肾固涩。

2. 推拿法

(1) 揉丹田:用掌根或中指端着力,在小儿脐下 2 寸处作揉法,约 3 分钟(见图 63)。

(2) 推、揉肾俞:一指禅推或指揉小儿背部第二腰椎棘突下两侧旁开 1.5 寸处作揉法,约 300 次(参见图 113)。

(3) 揉龟尾:用拇指或中指螺纹面着力,在小儿尾椎骨端(长强)作揉法,约 30 次(见图 69)。

(4) 按揉三阴交:用拇指螺纹面着力,在小儿内踝高点上 3 寸处作揉法,约 50 次(见图 105)。

下元虚寒者,加补肾经(见图 32);推三关(见图 47);揉外劳宫(见图 101);擦八髎:用小鱼际部着力,在小儿骶部八髎处做擦法,以热为度。

肾气不足、下元虚冷者,加揉丹田(见图 63);捏脊(见图 66);一推禅推或指揉第二腰椎棘突下两侧旁开 1.5 寸肾俞处；擦八髎，用小鱼际部着力，在小儿骶部八髎处做擦法，以热为度。

脾肺气虚者，加补脾经(见图 28)；补肺经(见图 31)；揉中脘(见图102)；按百会(见图 106)；捏脊(见图 66)。

肝经郁热者，加清肝经(见图 29)；清心经(见图 30)；清小肠(见图40)；揉小天心(见图 44)；推六腑(见图 49)。

〔方　药〕

1. 肺脾肾虚寒　菟丝子散合补中益气汤(菟丝子 3 克、肉苁蓉 6克、牡蛎 6 克、附子 3 克、五味子 6 克、鹿茸 1.5 克、鸡内金 3 克、桑螵蛸 6克、益智仁 6 克、淮山药 3 克、人参 3 克、黄芪 6 克、白术 6 克、甘草 3 克、当归 6 克、陈皮 6 克、升麻 6 克、柴胡 6 克)，日服 3 次，每日 1 剂。

2. 肝经郁热　龙胆泻肝汤(龙胆草 6 克、泽泻 3 克、川木通 6 克、车前子 3 克、当归 6 克、柴胡 6 克、生地黄 6 克、甘草 3 克、黄芩 6 克、栀子 6克)，日服 3 次，每日 1 剂。

〔注意事项〕

1. 注意培养小儿按时排尿的习惯。

2. 睡前不给饮水和其他流质。

3. 白天勿使小儿过度疲劳，睡前不使其过度兴奋。

4. 对小儿要耐心教育，不要加重其心理负担，以致影响身心健康。

二十四、脐　突

脐突又称脐疝，是指脐部高突如球或如囊状突起，虚大光浮，大如核桃。以指按之，肿物可以推回腹内，但遇啼哭吵闹时，又复胀突。《幼幼集成》中说："脐突者，小儿多啼所致也。脐下为气海，啼哭不止，则触动气海，气动于中，则脐突于外。"脐突是一种先天性发育缺陷，为新生儿及婴儿脐部常见病之一。女婴比男婴多 2～3 倍。随着年龄的增长而逐渐减少发病，3～4 岁以后的小儿，很少再见发病。

〔病　因〕

新生儿腹肌嫩薄松弛，脐环未闭，如啼哭过多，不时用力努挣伸引，

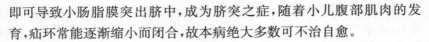

即可导致小肠脂膜突出脐中,成为脐突之症,随着小儿腹部肌肉的发育,疝环常能逐渐缩小而闭合,故本病绝大多数可不治自愈。

［临床表现］

脐部膨出,圆形或椭圆形,质软,按压时膨出的肿物可以还纳回腹中,睡觉时腹内压力减小,肿物可以变小、变软,或完全回纳,哭闹时腹内压力增大,肿物可以重复突出,局部皮肤正常,无其他症状。

［治　疗］

1. 治则　补中益气。

2. 推拿法

（1）补脾经:用拇指螺纹面着力,在小儿拇指螺纹面处作旋推,约300 次(见图 28)。

（2）补大肠:用拇指螺纹面,沿小儿食(示)指桡侧缘,自指尖推向虎口,约 150 次(见图 38)。

（3）揉脐:用中指或掌根在小儿脐部作按揉法,约 100 次(见图61)。

（4）揉气海:用食(示)、中指或掌根在小儿脐下 1.5 寸处作按揉法,约 100 次。

（5）揉丹田:用掌根在小儿脐下 2 寸处作揉法,约 100 次(见图63)。

（6）按揉足三里:用拇指按住小儿外膝眼下 3 寸、胫骨旁开 1 寸处,作按揉法,约 100 次(见图 103)。

（7）捏脊:用拇指桡侧缘顶住皮肤,食(示)、中两指前按,三指同时用力提拿肌肤,沿患儿脊柱,自下而上,双手交替捻动向前推行 3～5次,再提拿 1 次(见图 66)。

［注意事项］

1. 注意断脐消毒,断脐后加强护理,防止 24 小时内脐带结扎处松脱。

2. 脐带脱落前勿沾水湿。

3. 体弱儿及早产儿宜注意保暖;发现婴儿啼哭不止,要及时检查是否由于衣着不适或尿布潮湿等所致,应防止婴儿啼哭用力过度。

4. 对脐突患儿，可用胶布粘贴脐孔，或用硬币、塑料硬片等物，用棉花包裹，顶压脐孔部位，以阻止脐突，使脐部组织自然生长修复，操作时宜注意预防损伤皮肤。

5. 脐突直径大于 2 厘米以上，年龄大于 2 岁，用上述治疗方法无效时，可考虑外科手术，以修补腹壁缺损。

二十五、疝气（腹股沟斜疝）

疝气又称"小肠气"，是小儿时期常见病，其临床以"内则脐腹绞痛，外则卵丸肿大"为特点。

现代医学认为本证属"腹股沟斜疝"范畴。

〔病　　因〕

本病发生有先天因素和后天因素两类。先天因素多见于婴幼儿，由于出生以后腹膜鞘状突未能闭合或继续开放，形成先天性缺损；由于婴幼儿腹壁肌肉不够坚强，当腹内压增高时（如用力哭闹、咳嗽、用力屏气等），内容物突出发生疝证。

〔临床表现〕

当疝气发生时，在腹股沟一侧或两侧有光滑、整齐、稍带弹性的肿物突出或进入阴囊。若站立咳嗽时，肿块处可触及有膨胀性冲击感。患儿安静平卧时即逐渐缩小至完全消失。也可用手指由下而上轻压肿物，还纳入腹腔。复位时或许可听到气过水声。

突出的内容物过大，时间过久没有复位时，则局部有明显肿胀疼痛，还纳就很困难。可出现腹痛、呕吐、腹胀等肠梗阻症状。当晚期因血行障碍肠管坏死时，则出现发热等全身毒症状，疝部亦红、肿、热、痛。

〔治　　疗〕

1. **治则**　益气升提，疏通理气。

2. **推拿法**

（1）补脾经：用拇指螺纹面在小儿拇指螺纹面处作旋推，约 300 次（见图 28）。

（2）清肝经：用拇指螺纹面在小儿食（示）指螺纹面处，朝指节方向直推，约 300 次（见图 29）。

（3）揉百会：用拇指螺纹面在小儿头顶正中线两耳尖连线的交叉点作揉法，约 100 次（见图 106）。

（4）揉气海：用中指或掌根在小儿脐下 1.5 寸处作揉法，约 200 次。

（5）揉天枢：用食（示）、中两指分别按住脐旁 2 寸处作两指揉法，约 100 次（见图 112）。

（6）按揉足三里：用拇指指端在小儿外膝眼下 3 寸、胫骨外旁开 1 寸处作按揉法，约 100 次（见图 103）。

（7）捏脊：用拇指桡侧缘顶住皮肤，食（示）、中两指前按，三指同时用力提拿肌肤，沿患儿脊柱，自下而上，双手交替捻动向前推行 3～5 次，再提拿 1 次（见图 66）。

［方　药］

补中益气汤加减（人参 3 克、黄芪 6 克、白术 6 克、甘草 3 克、当归 6 克、陈皮 6 克、升麻 3 克、柴胡 6 克、加橘核 3 克、荔枝核 6 克）。日服 3 次，每次 1 剂。

［注意事项］

1. 有疝气的儿童，尽量减少大声啼哭。积极防治咳嗽、便秘。

2. 疝气发作时，即让患儿卧床休息，并轻压疝的下端，协助复位。

3. 婴儿可用棉纱布带压迫法，压迫腹股沟内环处，防止疝块突出。将棉纱束带折成双层，折端紧贴疝的内环，另一端向上环绕腹部再套入折端，然后绕过会阴部，结扎于腰的背面。

4. 要预防疝的嵌顿，对嵌顿发生时间较长，疝环狭小，外表局部显示炎症或出现早期腹膜炎征象时，应即手术治疗。

二十六、鞘 膜 积 液

鞘膜原是腹膜的一部分，胎儿时随睾丸下降成为腹膜鞘突。正常腹膜鞘突于胎儿出生前从腹股沟管内环处和近睾丸处两部分开始先闭合，使精索部鞘突完全闭塞成为一纤维索，仅睾丸部鞘突保留为一鞘膜囊,囊内仅有极少量浆液。若鞘突闭合异常,则鞘膜位置、形状及积液量发生变化,形成鞘膜积液。

中医学认为,本病属"水疝"范畴。

［病　　因］

1. 肾气不化　前阴属肾,肾主水,患儿先天不足,肾的气化不利,使水液下注而成。

2. 肝经湿热　多因睾丸外伤、丝虫感染,使血瘀络阻,水液不行;或患子痫以后,肝经湿热、湿热未清,留聚阴囊而成。

［临床表现］

不同类型的鞘膜积液临床表现各异:

1. 非交通性睾丸鞘膜积液　这是阴囊部最常见的疾病。液体积聚增多,睾丸多不易触及,阴囊透光试验阳性。

2. 精索鞘膜积液　精索部可见长圆形光滑肿物,透光试验阳性,睾丸较易触及。

3. 交通性鞘膜积液　鞘膜囊与腹膜腔仍相通,积液可自睾丸部鞘膜囊经精索鞘突流入腹膜腔,同样腹膜腔液体也可流入鞘膜囊。体格检查可见于精索或睾丸部有透光阳性肿物。小儿平卧后肿物可完全消失,而当小儿起立,肿物又徐徐出现。

［治　　疗］

1. 治则　益气升提。

2. 推拿法

(1) 揉气海:用中指或大鱼际在小儿脐下 1.5 寸处作揉法,约 100 次。

(2) 揉丹田:用掌根或大鱼际在小儿脐下 2 寸处作揉法,约 100 次(见图 63)。

(3) 按揉百会:用拇指螺纹面按住小儿头顶正中线两耳尖连线的交叉点,作按揉,约 100 次(见图 106)。

(4) 按揉足三里:用拇指螺纹面按住小儿外膝眼下 3 寸、胫骨外旁开 1 寸处,作按揉法,约 100 次(见图 103)。

(5) 擦命门:用小鱼际沿小儿第二腰椎棘突下命门穴部横擦,以透热为度。

(6) 捏脊:用拇指桡侧缘顶住皮肤,食(示)、中两指前按,三指同时用力提拿肌肤,沿患儿脊柱,自下而上,双手交替捻动向前推行 3～5次,再提拿 1 次(见图 66)。

肾气不化者,加补肾经(见图 32);补脾经(见图 28)。

[方　药]

1. 肾气不化　加味五苓散(猪苓 6 克、泽泻 6 克、白术 6 克、茯苓 6 克、桂枝 6 克、葫芦巴 6 克、巴戟天 3 克),日服 2 次,每日 1 剂。

2. 肝经湿热　龙胆泻肝汤加减(龙胆草 6 克、黄芩 3 克、栀子 6 克、泽泻 6 克、川木通 6 克、车前子 6 克、当归 6 克、柴胡 6 克、甘草 3 克、生地黄 6 克),日服 3 次,每日 1 剂。

[注意事项]

1. 尽量避免患儿啼哭、吵闹。

2. 鞘膜积液量大,影响行动并有逐渐增大趋势,保守治疗无效时,须行手术治疗。

二十七、百　日　咳

百日咳是小儿常见的一种呼吸道传染病。临床上以阵发痉挛性咳嗽,并经常伴有深长的鸡啼样吸气声等为特征。本病病程较长,可迁延到 6 周以上,甚至更长,以 2～5 岁的小儿多见,好发于冬春两季。患病后可获得终身免疫。重症或体弱婴儿患本病时易发生肺炎、脑病等严重并发症。

中医学又有"顿咳"、"鹭鸶咳"、"天哮呛"、"疫咳"等名称,《医学正传》中说:"咳嗽俗名呛,连咳则头倾胸曲,甚则手足痉挛。痰以口出,涕泪相随……小儿患此,谓之时行顿咳"。这就将顿咳一病,与一般咳嗽区别开来。

[病　因]

本病的病原体为百日咳嗜血杆菌,患者为唯一的传染源,大量病原菌在患儿咳嗽时随飞沫散播,发病最初 2～3 周内传染性最强,一般在发病 4 周后即不再散布传染。患过典型百日咳者,可有持久免疫力。

病原菌侵入后即在喉部、气管、支气管黏膜繁殖,并产生黏稠脓性分泌物。细菌本身及渗出物的大量积聚,使黏膜层的纤毛运动发生障碍,因而分泌物不能顺利排出。这种分泌物的积聚,不断刺激呼吸道的神经末梢,而引起剧烈的痉挛性咳嗽有利于黏稠脓性分泌物的清除。

中医学认为本病主要是由于内蕴伏痰,外感时行风邪所致,小儿肺常不足,易感外邪。邪伤肺卫,外则卫气郁闭,内则肺气受伤,若与伏痰搏结,阻遏气道,肺失清肃。而致肺气上逆为患。

〔临床表现〕

1. 初咳期　初期似感冒,出现发热,咳嗽,流涕,打喷嚏,2～3 日后,上述症状逐渐减退,但咳嗽却日渐加重。一般日轻夜重,此期传染性最强。

2. 痉咳期　咳嗽呈阵发痉挛性时,便是痉咳期的开始。咳声短促,连续十数声而无吸气的间隙,继之咳嗽暂停,伴以深长吸气,同时发出一种特殊的鸡啼似的哮鸣声。紧接着又是一连串的咳嗽,如此反复多次,直到排出大量呼吸道分泌物和胃内容物,而阵咳暂时停止。痉咳期一般为 2～6 周,是最严重的阶段。重症者可延长至 2～3 个月,发病第二周后白细胞总数及淋巴细胞明显增高。

3. 恢复期　此期由咳嗽不再是痉挛性开始,到不咳嗽为止。即痉挛性的咳嗽逐渐减轻,同时阵发性的次数亦减少,哮鸣声亦逐渐消失,直至咳嗽完全停止。持续 2～3 周,亦能迁延很久甚至到 1 年左右。

〔治　　疗〕

1. 治则　清肺降气,镇咳化痰。

2. 推拿法

(1) 清胃经:用拇指螺纹面着力,在拇指掌面第一节自指节直推向指根,约 100 次(见图 41)。

(2) 清肺经:用拇指螺纹面着力,在小儿无名(环)指螺纹面自指尖直推向指根处(见图 31)。

(3) 掐揉小天心:先用中指甲着力,在小儿手掌大、小鱼际交接处,掐5次,然后用中指端着力,揉该处,约50次(见图44)。

(4) 按揉天突:用中指端着力,在小儿胸骨切迹上缘,凹窝正中处,作按揉法,约50次(见图108)。

(5) 清天河水:用拇指或食(示)、中两指螺纹面着力,自小儿腕横纹中点,向肘横纹中点直推,约300次(见图48)。

(6) 分推膻中:用两拇指螺纹面着力,自小儿胸前膻中穴向两旁分推至乳头,约50次(见图11)。

(7) 搓胁:用双掌在小儿两腋下胁肋处,从上至下搓动,约50次(见图92)。

(8) 推天柱骨:用拇指或食(示)、中两指螺纹面自小儿颈后发际正中直推至大椎穴,约100次(见图26)。

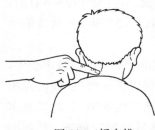

图114 揉大椎

(9) 揉大椎:用中指螺纹面着力,在小儿第七颈椎棘突下作揉法,约30次(见图114)。

(10) 推、揉肺俞:一指禅推或指揉小儿背部第三胸椎棘突下两侧旁1.5寸处,约300次(见图98)。

(11) 推、揉膈俞:一指禅推或指揉小儿背部第七胸椎棘突下两侧旁1.5寸处,约300次(参见图98)。

对于初生儿至百日内咳嗽者(百晬内嗽),可参照此法。

偏寒者,加黄蜂入洞(见图87);拿风池(见图96);擦膻中(见图20);拿肩井(见图93)。

偏热者,加清大肠(见图39);清天河水(见图48);推脊(见图66)。

肺脾虚者,加补脾胃(见图28);补肺经,用拇指螺纹面着力,在小儿无名(环)指螺纹面作旋推,约300次;揉中脘(见图102);一指禅推或指揉背部第十一、十二胸椎棘突下两侧旁开1.5寸脾俞、胃俞处,各约300次(参见图113)。

[方　药]

1. 初咳期

(1) 偏风寒者:杏苏饮(苦杏仁6克、紫苏6克、橘红6克、甘草3

克、黄芩 6 克、麦门冬 6 克、桔梗 6 克、枳壳 6 克、前胡 6 克、贝母 6 克、桑皮 6 克、生姜 3 克)，日服 3 次，每日 1 剂。

(2) 偏风热者：桑菊饮(桑叶 6 克、菊花 6 克、连翘 6 克、薄荷 3 克、桔梗 6 克、杏仁 6 克、芦根 6 克、甘草 3 克)，日服 3 次，每日 1 剂。

2. 痉咳期　泻白散合温胆汤(桑白皮 6 克、地骨皮 6 克、生甘草 3 克、粳米 6 克、半夏 3 克、橘皮 6 克、枳实 3 克、竹茹 6 克、生姜 3 克)，日服 3 次，每日 1 剂。

3. 恢复期

(1) 阴虚者：沙参麦冬汤(沙参 6 克、麦冬 6 克、玉竹 6 克、桑叶 6 克、甘草 3 克、天花粉 3 克、白扁豆 6 克)，日服 3 次，每日 1 剂。

(2) 气虚者：人参五味子汤(党参 6 克、白术 6 克、茯苓 6 克、五味子 3 克、麦门冬 6 克、炙甘草 3 克、生姜 3 克、大枣 5 枚)，日服 3 次，每日 1 剂。

[注意事项]

1. 发现有百日咳患儿，应予立即隔离，一般隔离 40 天。隔离室要空气流通，日光充足。推拿治疗时应隔离。

2. 对易感儿童注意营养和健康，在流行季节不去公共场所，注意备戴口罩。

3. 对患儿态度要和蔼。避免精神刺激或惊吓，保持其精神愉快。

二十八、白　喉

白喉亦称"白缠喉"、"锁喉风"，是以咽、喉或口腔其他局部形成白膜，不易剥脱，并伴有咽痛、发热为主要特征的传染病。本病多发于秋冬季节，以 1~5 岁小儿发病率最高。

现代医学认为白喉是一种急性呼吸道传染病，是由于感染能产生外毒素的白喉杆菌所引起的，其传染源是白喉患者或带菌者，主要为飞沫传播。临床上常累及扁桃体、咽、鼻、咽及喉等部位，常可并发心肌炎、肌瘫痪和继发感染。因此，必须及时治疗与隔离，以防危及小儿的生命。

〔病　　因〕

本病主要是由于小儿素体阴虚,内有蕴热以及感受风热时行疫毒之邪客于肺卫所致。

秋冬之季气候干燥,风热时行疫毒之邪从口鼻而入,引动蕴热,搏结于肺胃二经;或小儿平素阴分不足,阴虚则内热,又兼热邪炽盛,肺胃蕴热;咽喉为肺胃之门户,肺胃热邪上熏咽喉,炼津灼液,腐蚀喉膜,以致咽喉疼痛,白膜布生。

〔临床表现〕

1. 阴虚内热　咽红,喉间干燥少津,咽喉微痛,布有白点或白片块,微热或不发热,面色灰暗,舌红苔少,指纹红,脉细数。

2. 里热炽盛　咽红肿甚,疼痛难忍,喉间附有黄白色或灰黄色较厚伪膜,高热面赤,烦躁口渴,口臭,尿赤便秘,舌红苔黄腻,指纹深紫,脉洪数。

〔治　　疗〕

1. 治则　阴虚内热者,养阴清热解毒;里热炽盛者,清热泻血解毒。

2. 推拿法一(适用阴虚内热者)

(1) 清脾经:用拇指螺纹面着力,在小儿拇指螺纹面自指尖向指节处直推,约100次(见图28)。

(2) 推板门:用拇指桡侧缘着力,在小儿大鱼际自掌根向拇指指根处直推,约100次(见图43)。

(3) 推运内八卦:用拇指螺纹面着力,在小儿掌心四周之八卦穴,作环形运法,约50次。

(4) 清补肾经:用拇指螺纹面着力,在小儿小指螺纹面,先自指尖向指节处直推,约100次,然后在小指螺纹面旋推,约300次(见图32)。

(5) 揉涌泉:用拇指螺纹面着力,在小儿足掌心前1/3与2/3交界处作揉法,约30次。

(6) 揉扁桃体外方:用食(示)、中两指螺纹面揉颈前两侧扁桃体外侧,约60次。

(7) 推、揉肺俞:一指禅推或指揉背部第三胸椎棘突下两侧旁开1.5寸处,约300次(见图98)。

（8）推、揉肾俞：一指禅推或指揉背部第二腰椎棘突下旁开 1.5 寸处，约 300 次（参见图 114）。

3. 推拿法二（适用于里热炽盛者）

（1）清胃经：用拇指螺纹面着力，在小儿拇指螺纹面自指尖向指根处直推，约 100 次（见图 41）。

（2）清肾经：用拇指螺纹面着力，在小儿小指螺纹面自指尖向指节处直推，约 100 次（见图 32）。

（3）清天河水：用拇指或食（示）、中两指螺纹面着力，自小儿腕横纹中点向肘横纹中点直推，约 300 次（见图 48）。

（4）推六腑：用拇指或食（示）、中两指螺纹面着力，自小儿肘横纹内侧缘沿前臂向腕横纹尺侧端直推，约 300 次（见图 49）。

（5）推三关：用拇指或食（示）、中两指螺纹面着力，自小儿腕横纹桡侧缘沿前臂向肘横纹外侧缘直推。约 100 次（见图 47）。

（6）分阴阳：用双手拇指螺纹面着力，自腕横纹中点向两侧分推，约 100 次（见图 46）。

（7）掐少商：用拇指指甲着力，用力掐小儿拇指桡侧指甲角旁约 0.1寸处，3～5 次。

（8）掐照海：用拇指指甲着力，用力掐小儿内踝下缘的凹陷中，3～5 次。

（9）揉扁桃体外方：用拇指或食（示）、中两指螺纹面着力，用重力在小儿颈前两侧扁桃体外侧揉动，约 300 次。

（10）揉廉泉：用中指螺纹面着力，在小儿颔下舌骨体上缘的中点廉泉穴作揉法。约 60 次。

〔方　　药〕

1. 阴虚内热　养阴清肺汤（生地 6 克、麦门冬 6 克、玄参 6 克、丹皮 6 克、赤芍 6 克、贝母 6 克、甘草 3 克、薄荷 3 克），日服 3 次，每日 1 剂。

2. 里热炽盛　黄连解毒汤（黄连 3 克、黄芩 6 克、黄柏 6 克、栀子 6 克），日服 3 次，每日 1 剂。

〔注意事项〕

1. 给小儿定期进行并完成白喉类毒素的预防接种。

2. 早期发现，及时治疗隔离。

3. 患儿宜卧床休息，饮食清淡，并保持室内空气流通，环境清洁。

二十九、腮　腺　炎

　　流行性腮腺炎俗称"大嘴巴"、"大头瘟"等，是感染流行性腮腺炎病毒引起的急性传染病。临床以一侧或两侧腮腺部肿胀伴有疼痛为其主要特征，多伴有发热和轻度全身不适。冬春季节多见，但有时亦可在夏季流行。好发于学龄前及学龄期儿童，2 岁以下少见。常见并发症为不同程度的脑炎。青春发育期以后的患者还可能并发睾丸炎或卵巢炎，个别患儿可见昏迷、脑痉厥。预后一般良好，一次感染，可获终身免疫。

　　中医学又称腮腺炎为"痄腮"，属于温毒一类的热性病。《经验全书》曰："痄腮毒受在耳根、耳垂，通于肝肾，气血不流，壅滞颊腮，是风毒证"。指出了痄腮的确切病位，并首立了痄腮之名。

　　〔病　　因〕

　　本病的病原体为腮腺炎病毒，其传染源为患者及隐性感染者，传播途径则主要为唾液飞沫吸入。自腮腺肿大前数日至整个腮腺肿大期间均有传染性。

　　病毒通过飞沫传播侵入口腔黏膜、鼻黏膜后，经病毒血症，定位于腮腺、颌下腺、舌下腺、性腺等腺体，引起腮腺的非化脓性改变，表现为腮腺腺体及其周围组织充血、肿胀及水肿；腮腺管水肿，管腔中有坏死的上皮细胞脱落堆积，因而阻塞了唾液的正常排出，潴留于腺体内，而出现腮腺及其周围肿大的症状。

　　中医学认为"痄腮"系因感染风温邪毒所致。风温邪毒自口鼻侵入后，传足少阳胆经，胆经绕耳而行，受温毒之邪袭击，经络不通，气血流通受阻，郁结不散，而致耳下傍腮部漫肿坚硬作痛。少阳与厥阴相表里，故邪毒亦可传入足厥阴肝经，足厥阴之脉抵少腹，绕阴器而行，青春发育期后的少年和成年人并发睾丸炎和卵巢炎。若正不胜邪，温毒炽盛，迫窜肝经，内陷心包，蒙闭清窍，则出现高热、嗜睡、项强、神志不清、痉厥等症。

［临床表现］

临床上可分为潜伏期、前驱期及腺肿期三个阶段。

1. **潜伏期**　无任何症状,14～24 日。

2. **前驱期**　部分患儿在腮肿大前 1～2 日内,可有发热、倦怠、肌肉酸痛、食欲不振、呕吐、头痛、结膜炎、咽炎等不同症状。偶可首先出现脑膜刺激症。多数患儿可无前驱症状,以耳下部肿大为最早症状。也有少数病儿仅出现合并症,而无腮腺肿大。

3. **腮肿期**　腮腺肿胀多为两侧性,一般先见于一侧,1～2 日后波及对侧,也有两侧同时肿胀的。肿大的腮腺以耳垂为中心,向周围蔓延,2～3日达高峰可使脸面变形。肿胀为非化脓性,局部有疼痛及感觉过敏,张口或咀嚼时更显著,表面灼热,有弹力感及触痛。腮肿整个过程1～2周,最初 3～5 日内可伴有发热、乏力、头痛、食欲减退等全身症状。少数患儿仅有颌下腺、舌下腺肿而无腮腺肿。

中医学根据症状可分为三型。

1. **风热轻证**　腮腺部一侧或两侧漫肿,轻微疼痛,咀嚼食物或张合均感疼痛,可有轻微发热、恶寒、头痛、咽红,精神如常,舌苔薄,脉浮数,肿胀 3～4 日后可逐渐消退。

2. **风热重证**　先出现怕冷、发热、倦怠或呕吐等全身不适症状,1～2日后出现腮部漫肿胀痛,按之甚痛,吞咽咀嚼不便,口渴引饮,壮热烦躁,咽红肿痛,舌红,苔黄,脉数。

3. **邪毒内陷**　一般于腮肿 1 周前后出现,也有与腮肿同时出现。主要为发热,头痛,颈项强直,呕吐;甚则嗜睡,谵妄,昏迷,惊厥等。

［治　　疗］

1. **治则**　疏风清热解毒,消肿散结。

2. **推拿法**

(1) 清天河水:用拇指或食(示)、中两指螺纹面着力,自小儿腕横纹中点向肘横纹中点处直推,约 300 次(见图 48)。

(2) 推六腑:用拇指或食(示)、中两指螺纹面着力,自小儿肘横纹内侧缘沿前臂向腕横纹尺侧缘直推,约 300 次(见图 49)。

（3）按揉合谷：用拇指螺纹面着力,在小儿手背处的合谷处作按揉法,约50次。

（4）按揉曲池：用拇指螺纹面着力,在小儿肘部曲池处作按揉法,约50次。

（5）按揉翳风：用双手中指端着力,在小儿两耳垂后凹陷中作按揉法,约50次。

（6）指摩牙关：用双手中指螺纹面在小儿下颌角前上方1横指处,作摩法,约100次。

风热轻证者,加清肺经（见图31）;按揉风池（见图96）。

风热重证者,加揉大椎（见图115）;推六腑（见图49）;推脊（见图65）;推涌泉约100次（见图111）。

邪毒内陷者,加掐心经,用拇指甲掐小儿中指螺纹面,3～5次;

水底捞月（见图89）;掐小天心,用中指甲着力,掐小儿手掌大、小鱼际交接处凹陷中,约5次;推天柱骨（见图26）;推脊（见图65）。

昏厥者,加掐人中（见图116）;掐十王,用拇指甲着力,在小儿十指甲根的两端作掐法,3～5次,或醒后即止;掐老龙（见图50）。

〔方 药〕

1. 风热轻证 银翘散（金银花、连翘、豆豉、牛蒡子、薄荷、荆芥穗、桔梗、甘草、竹叶、鲜芦根）,日服2次,每次1.5克。

2. 风热重证 普济清毒饮（黄芩6克、黄连3克、连翘6克、玄参6克、板蓝根6克、马勃6克、牛蒡子6克、僵蚕6克、升麻3克、柴胡6克、陈皮6克、桔梗6克、甘草3克、薄荷3克）,日服3次,每日1剂。

3. 邪毒内陷 普济清毒饮加代赭石6克、竹茹6克,日服3次,每日1剂。

〔注意事项〕

1. 发现患儿及时隔离治疗,直至腮肿消退后5日左右为止。

2. 患儿应卧床休息,吃半流汁或软食,多喝开水。

3. 应保持口腔卫生。

4. 患儿口鼻分泌物污染的用具,应煮沸和曝晒消毒。

5. 有并发症者,应作对症治疗。

三十、麻　疹

麻疹是小儿常见的极易传染的病毒性传染病,多见于 6 个月以上的婴幼儿,有发热、眼和上呼吸道炎症及皮疹等主要症状,以颊黏膜出现麻疹斑为其特征,容易并发肺炎。多流行于冬春季节,病愈后免疫力强,一般终身不再感染。

中医学认为麻疹是由麻毒时邪引起的出疹性传染病,民间又有"麻子"、"疹子"、"痧子"等名称。明代《痘疹世医心法》中有"至于疹子则与痘疱相似,彼此传染,但发过即不再发"之说。关于本病的预防的历史文献记载,首见于《本草纲目》,该书指出:"用初生儿脐带煅制后,以乳汁调服,可以预防麻疹"。

[病　　因]

本病的病原体为麻疹病毒,属于副黏液病毒,患儿是唯一的传染源,主要通过呼吸道飞沫传播。在疹前期及出疹期中可传染他人。

麻疹病毒侵入呼吸道上皮细胞后,约于第二日进入附近淋巴结,并通过第一次病毒血症散布到肝、脾及其他网状内皮系统的细胞中。以后病毒在被侵细胞中大量增殖,再进入血循环,即第二次病毒血症,这种感染的影响遍及全身。

中医学认为麻疹的发病原因为外感麻疹时邪而致,麻疹时邪由口鼻而入,主要侵犯肺脾两经。脏腑之伤,以肺为甚,故而并发肺炎咳嗽。

[临床表现]

临床可分为疹前期、出疹期及恢复期:

1. **疹前期**　疹前期可长可短,一般为 3～4 日,可见发热,上呼吸道及眼部发炎,即出现结膜发炎、流泪、畏光、流涕、喷嚏、咳嗽、咽部充血等,自第二至第三日起,可见颊内黏膜相当于上、下磨牙的外侧有麻疹黏膜斑,斑点很快加多,1～2 日内密布两颊。同时伴有全身不适、食欲不振、畏寒、头痛等症状。

2. 出疹期 出疹期 2～5 日不等,一般在发热后第四日,皮疹自耳后、发际及颈部开始,渐及前额与颊部。然后自上而下,急速蔓延全身,最后到四肢。开始为玫瑰色斑丘疹,大小不等,其后逐渐加密,可有不同程度的融合,其颜色加深,疹间可见正常皮肤。若出现血液循环衰竭时,皮疹疏淡不能透发;若有重度佝偻病或营养不良的患儿,或并发肺炎、百日咳、肺结核时,皮疹往往显现后突然隐退或完全消失。

3. 恢复期 皮疹出透后,从面部按照出疹顺序,依次逐渐消退,热度同时下降,精神、食欲好转,上呼吸道症状也很快消退。若皮疹消退时,仍持续高热,为发生并发症的征象。

[治　　疗]

1. 治则 疹前期,解肌透表;出疹期,清热解毒,透疹达邪;恢复期,扶正健脾。

2. 推拿法一(疹前期)

(1) 开天门:用双手拇指螺纹面着力,自小儿眉心交替向上,推至前发际边缘,约 50 次(见图 22)。

(2) 推坎宫:用双手拇指螺纹面,自小儿眉心沿眉毛向两旁推至眉梢,约 50 次(见图 23)。

(3) 推太阳:用双手食指螺纹面着力,自小儿眉梢向耳前直推,约 30 次(见图 100)。

(4) 按风门:用双手拇指端着力,分别在小儿背部第二胸椎棘突下两侧旁开 1.5 寸处作按法,约 30 次。

(5) 补脾经:用拇指螺纹面着力,在小儿拇指螺纹面作旋推,约 300 次(见图 28)。

(6) 清脾胃:用拇指螺纹面着力,在小儿拇指掌面拇指尖向拇指根处直推,约 100 次(见图 28、41)。

(7) 清肺经:用拇指螺纹面着力,在小儿无名(环)指螺纹面自指尖向指节处直推,约 100 次(见图 31)。

(8) 推上三关:用拇指或食(示)、中两指螺纹面着力,自小儿腕横纹桡侧缘沿前臂,向肘横纹外侧缘直推,约 300 次(见图 47)。

(9) 揉肺俞:用食(示)、中两指螺纹面着力,分别在小儿背部第三胸椎棘突下两侧旁开 1.5 寸处作揉法,约 50 次(见图 98)。

3. 推拿法二(出疹期)

(1)清脾经:用拇指螺纹面着力,在小儿拇指掌面自指尖向指根处直推,约 100 次(见图 28)。

(2)清肺经:用拇指螺纹面着力,在小儿无名指螺纹面自指尖向指节处直推,约 100 次(见图 31)。

(3)水中捞月:用冷水滴入小儿掌心,用中指蘸水从小指根推运至掌心,边推边用嘴吹凉气,约 50 次(参见图 89)。

(4)清天河水:用拇指或食(示)、中两指螺纹面着力,自小儿腕横纹中点向肘横纹中点直推,约 300 次(见图 48)。

(5)按揉二扇门:用食(示)、中两指螺纹面着力,分别在小儿掌背食指与中指及中指与无名(环)指指根交接处作揉法,约 50 次(见图 53)。

(6)按肺俞:用双手拇指端着力,分别在小儿背部第三胸椎棘突下两侧旁开 1.5 寸处作按法,约 30 次。

(7)推天柱骨:用拇指或食(示)、中两指指面自小儿颈后发际正中直推至大椎处,约 100 次(见图 26)。

4. 推拿法三(恢复期)

(1)补脾经:用拇指螺纹面着力,在小儿拇指掌面作旋推,约 300 次(见图 28)。

(2)补肺经:用拇指螺纹面着力,在小儿无名(环)指螺纹面作旋推,约 300 次。

(3)补肾经:用拇指螺纹面着力,在小儿小指螺纹面作旋推,约 300 次(见图 32)。

(4)揉二人上马:用拇指端揉小儿手背无名(环)指与小指掌指关节后陷中,约 50 次。

(5)揉中脘:用手掌大鱼际、掌根部或中指螺纹面着力,在小儿脐中直上 4 寸处作揉法,约 3 分钟(见图 102)。

(6)揉肺俞:用食(示)、中两指螺纹面着力,分别在小儿背部第三胸椎棘突下两侧旁开 1.5 寸处作揉法,约 50 次(见图 98)。

（7）揉脾俞：用食（示）、中两指螺纹面着力，在小儿背部第十一胸椎棘突下两侧旁开 1.5 寸处作揉法，约 50 次（参见图 113）。

（8）揉足三里：用拇指螺纹面着力，在小儿外膝眼下 3 寸、胫骨外 1 寸处作揉法，约 60 次（见图 103）。

（9）捏脊：用拇指桡侧缘顶住皮肤，食（示）、中两指前按，三指同时用力提拿皮肤，沿患儿脊柱，自下而上，双手交替捻动向前推行 3～5 次，再提拿 1 次（见图 66）。

〔方　　药〕

1. 疹前期　宣毒发表汤（升麻 3 克、葛根 6 克、枳壳 6 克、防风 6 克、荆芥 6 克、薄荷 6 克、川木通 6 克、连翘 6 克、牛蒡子 6 克、甘草 3 克、前胡 6 克、桔梗 6 克），日服 3 次，每日 1 剂。

2. 出疹期　清解透表汤（桑叶 6 克、菊花 6 克、金银花 6 克、连翘 6 克、牛蒡子 6 克、蝉衣 3 克、西河柳 6 克、葛根 6 克、升麻 3 克、紫草 6 克），日服 3 次，每日 1 剂。

3. 恢复期　沙参麦冬汤（沙参 6 克、麦门冬 6 克、玉竹 6 克、桑叶 6 克、甘草 3 克、天花粉 3 克、白扁豆 6 克），日服 3 次，每日 1 剂。

〔注意事项〕

1. 对 8 个月以上麻疹易感儿注射麻疹减毒活疫苗 0.2 毫升，进行免疫。

2. 保持室内空气流通，避免感受风寒。

3. 避免接触麻疹患者，一旦接触应立即隔离不得外出。

4. 患儿要卧床休息，保持口腔及眼鼻清洁，饮食以流质或半流质为宜。

5. 应采取隔离治疗。

三十一、水　痘

水痘是一种常见的病情较轻的急性病毒性传染病，临床上以同时查见丘疹、疱疹与痂疹为其特征。儿童时期任何年龄均可发病，而以 1～4 岁为多见，多发于冬春两季。水痘一般预后良好，不留瘢痕，患病后可获终身免疫。

中医学认为水痘是因感受风湿时毒所致,又称"水花"、"水疮"、"水疱",因其形态如痘,色泽明净如水疱而名,首见于《医说》:"其疱皮薄如水泡,破即易干者,谓之水痘"。

[病　因]

水痘的病原体是一种疱疹病毒,通过接触或飞沫传染,传染性极强。患过此病后可有永久性免疫力,发生第二次感染的极为少见。当病毒侵袭人体后,在皮肤可形成坏死性病灶以及含有核内包涵体的上皮细胞。

中医学认为水痘的主要病因是外感风热时邪,也有内蕴温热之邪而致病。故其病位在肺脾两经,肺为水之上源,肺气不利影响上源分布,挟邪外透肌表,故有皮肤水痘布露;脾主肌肉,主运化水湿,湿困脾土,脾阳受遏,脾生湿,时邪与湿相传,透达皮肤,乃发为水痘。

[临床表现]

潜伏期一般为13～17日,发病大都骤起,往往先见皮疹,或同时有发热及不适的感觉,一般症状较轻,体温大多在39℃以下,经1～5日后消退。皮疹分布特点为向心性,以躯干、头、腰及头皮部多见,四肢较稀少。皮疹初为丘疹或红色小斑疹,稀疏分散;数小时至1日后大多转变成椭圆形的、表浅而有薄膜包围的、四周还有红色浸润的"露珠"状疱疹,大小不等;几天后疱疹结痂;再经数日至1～3周脱落,不留瘢痕。皮疹可在起病后3～6日陆续出现,一般可出现2～3批,体检时一般可见丘疹、疱疹、结痂同时存在。

中医辨证则分为卫气轻证和气营重证两大类:

1. 卫气轻证　发热轻,咳嗽流涕,全身不适,皮肤有痒感,同时出现皮疹,状如痘样,内含水液,舌红,苔薄白,指纹鲜红,脉浮数。

2. 气营重证　壮热口渴,烦躁不安,口舌生疮,疹大且密,根盘红晕较著,便干尿赤,舌红苔黄厚,指纹紫红,脉红数。

[治　疗]

1. 治则　轻证,清热解毒;重证,清营凉血解毒。

2. 推拿法一(轻证)

(1) 开天门:用双手拇指螺纹面,自小儿眉心交替向上,直推至前发际边缘,约 50 次(见图 22)。

(2) 推坎宫:用双手拇指螺纹面,自小儿眉心沿眉毛向两旁分推至眉梢,约 50 次(见图 23)。

(3) 揉太阳:用中指指端按揉小儿眉梢后处,各约 50 次(见图 95)。

(4) 揉耳后高骨:用双手拇指端着力,在小儿耳后入发际高处作揉法,约 100 次(见图 25)。

(5) 补脾经:用拇指螺纹面着力,在小儿拇指螺纹面,先由指尖直推向指节,约 100 次,然后作旋推,约 300 次(见图 28)。

(6) 推板门:用拇指桡侧缘着力,在小儿大鱼际部,自掌根直推向拇指指根,约 100 次(见图 43)。

(7) 揉小天心:用中指指端着力,在小儿手掌大、小鱼际交接处凹陷中作揉法,约 50 次(见图 44)。

(8) 清天河水:用拇指或食(示)、中两指螺纹面着力,自小儿腕横纹中点向肘横纹中点直推,约 300 次(见图 48)。

3. 推拿法二(重证)

(1) 补脾经:用拇指螺纹面着力,在小儿拇指螺纹面,先自指尖直推向指节,约 100 次;然后作旋推,约 300 次(见图 28)。

(2) 补肾经:用拇指螺纹面着力,在小儿小指螺纹面,先自指尖直推向指节,约 100 次;然后作旋推,约 100 次(见图 32)。

(3) 揉二人上马:用拇指端揉小儿手背无名(环)指和小指掌指关节后陷中,约 50 次。

(4) 推板门:用拇指桡侧缘着力,在小儿大鱼际部,自掌根直推向拇指指根,约 100 次(见图 43)。

(5) 推运内八卦:用拇指螺纹面着力,在小儿掌心之八卦穴,作环形运法,约 50 次。

(6) 揉一窝风:用拇指指端着力,在小儿掌背腕横纹中点凹陷处作揉法,约 50 次(见图 56)。

(7) 清天河水:用拇指或食(示)、中两指螺纹面着力,自小儿腕横纹中点向肘横纹中点处直推,约 500 次(见图 48)。

(8) 推六腑:用拇指或食(示)、中两指螺纹面着力,自小儿肘横纹内侧缘,沿前臂向腕横纹尺侧缘直推,约 500 次(见图 49)。

〔方　药〕

1. 卫气轻证　银翘散(金银花、连翘、豆豉、牛蒡子、薄荷、荆芥穗、桔梗、甘草、竹叶、鲜芦根),日服 2 次,每次 1.5 克。

2. 气营重证　清营汤(犀角 1.5 克另,生地黄 3 克、玄参 6 克、竹叶心 6 克、金银花 6 克、连翘 6 克、黄连 3 克、丹参 6 克、麦门冬 6 克),日服 3 次,每日 1 剂。

〔注意事项〕

1. 早期发现,及时隔离及治疗。

2. 患儿的碗具及其他生活用品需经曝晒、煮沸等消毒。

3. 小儿患病后不宜洗浴或接触冷水,以防损破皮,引起继发感染。

4. 饮食清淡,居室通风。

三十二、痢　疾

痢疾是小儿较常见的肠道传染性疾病。《丹溪心法》指出:"时疫作痢,一方一家之内,上下感染相似,"故又名"时疫痢"。临床上以腹痛、腹泻,里急后重,痢下赤白为主症,常于夏秋季节流行。

现代医学认为本病是由痢疾杆菌所致,故又称为细菌性痢疾,简称菌痢。传染源为患者及带菌者,通过接触患者及带菌者的粪便及被粪便污染的物品,经口感染,苍蝇则是常见的传播媒介,故卫生习惯不良的小儿易患本病。患病后免疫力不稳定,可多次重复感染,临床可分急性和慢性两类。

〔病　因〕

本病的病因主要为外感时邪疫毒,或内伤饮食所致。《医宗金鉴·幼科心法》曰:"痢之为症,多因外受暑湿,内伤生冷而成。寒痢者,寒冷伤胃,久痢不已,或脏气本虚,复为风冷所乘。热痢者,皆因湿热凝结于肠胃。时痢,乃痢疾时复感时气也"。

1. 感受湿热　湿热或疫毒之邪侵入胃肠之间,蕴结于内,与气血相搏,大肠气机受阻、升降失利,传导功能失职而下痢赤白。若疫毒极重化火内陷心肝,而见高热谵语、神昏惊厥。

2. 感受寒湿 脾胃素虚,大肠气弱,风冷暑湿之邪乘虚而入,凝结肠胃,以致气机不畅,肠道传化失司而成本病。

痢疾迁延失治,日久不愈或反复发作,胃肠受损,耗气伤血,脾气不利,中阳不运,虚坐努责,则下痢脓血黏冻,此类多为慢性痢疾。

[临床表现]

1. 湿热痢 下痢赤白黏冻,腹痛,里急后重,肛门灼热,小便短赤,或伴有发热恶寒,纳呆。舌质红,苔薄黄腻,脉濡数或滑数。

2. 寒湿痢 腹痛,痢下白色黏冻,白多赤少,食少神疲,畏寒腹胀,四肢欠温。苔白腻,脉弦细缓。

3. 休息痢 痢疾日久不愈,时发时止,或轻或重,面色萎黄,神疲乏力,纳食不香,发时下痢脓血,腹痛,里急后重。平时大便时干时稀,稍受凉或饮食不当即复发。

[治　疗]

1. 治则 清利湿热。

2. 推拿法

(1) 清大肠:用拇指桡侧缘着力,在小儿食(示)指桡侧自虎口向指尖处直推,约 100 次(见图 39)。

(2) 清小肠:用拇指桡侧缘着力,在小儿小指尺侧缘自指根直推向指尖,约 100 次(见图 40)。

(3) 清天河水:用拇指或食(示)、中两指螺纹面着力,自小儿腕横纹中点向肘横纹中点处直推,约 300 次(见图 48)。

(4) 分阴阳:用双手拇指螺纹面着力,自小儿掌后横纹中点向两旁分推,约 30 次(见图 46)。

(5) 推下六腑:用拇指或食(示)、中两指螺纹面着力,自小儿肘横纹内侧缘沿前臂向腕横纹中点直推,约 300 次(见图 49)。

(6) 揉龟尾:用拇指端或中指端着力,于小儿尾椎骨端作揉法,约 100 次(见图 69)。

(7) 推下七节骨:用拇指或食(示)、中两指螺纹面着力,自小儿命门穴直推向尾椎骨端,约 100 次(见图 68)。

（8）推上七节骨：用拇指或食（示）、中两指螺纹面着力，自小儿尾椎骨端向命门穴推，约 100 次。（见图 67）。

虚寒者，加清补脾胃（见图 28）；补大肠（见图 38）；推三关（见图 47）；揉外劳宫（见图 101）；摩腹（见图 60）；按揉足三里（见图 103）。

休息痢者，加补脾经（见图 28）；补大肠（见图 38）；推三关（见图 47）；摩中脘（见图 60）；揉脐（见图 61）；一指禅推或指揉小儿背部第十一胸椎棘突下两侧旁开 1.5 寸脾俞处，约 30 次（参见图 113）；按揉胃俞（见图 113）。

〔方　　药〕

1. 湿热痢　白头翁汤（白头翁 6 克、秦皮 6 克、黄芩 6 克、黄柏 6 克），日服 3 次。每日 1 剂。

2. 寒湿痢　理中汤合平胃散（人参 3 克、干姜 3 克、炙甘草 3 克、白术 6 克、苍术 6 克、厚朴 6 克、橘皮 6 克、甘草 3 克、生姜 3 克、大枣 5 枚），日服 3 次，每日 1 剂。

3. 休息痢　异功散（人参、茯苓、白术等），日服 2 次，每次 1.5 克。

〔注意事项〕

1. 注意饮食卫生，饮前便后要洗手。

2. 及时发现，隔离治疗，以免转为慢性痢疾。

3. 隔离患儿，用具和排泄物要严格消毒处理。

4. 暴发性中毒性痢疾必须及时采用中西医结合措施进行抢救以免危及患儿生命。

三十三、流行性乙型脑炎

流行性乙型脑炎，简称"乙脑"，俗称"大脑炎"，是流行于夏秋季节的急性传染病。本病好发于学龄以内的儿童，是经蚊子媒介传染。

中医学认为"乙脑"属于温病中的"暑温"范畴，是由于小儿正气虚弱，感受暑邪疫毒所致。

〔病　　因〕

乙脑的病原体是乙脑病毒，是一种嗜神经病毒。乙脑的主要传染源是猪，而蚊虫则是乙脑的主要传播媒介，当人体被带有乙脑病毒的蚊虫叮咬后,病毒经皮肤进入血液循环,形成短暂的病毒血症,若人体抵抗力弱,感染病毒的量大,毒力强,病毒将很快通过丘脑屏障进入中枢神经系统,引起脑炎。

中医学认为小儿神气怯弱,气血未充,脏腑未坚,不耐暑熟的耗伤,若被暑邪疫毒侵袭,即可发病。由于暑热疫毒之邪最易化火、生风、生痰,故常出现高热、神昏、抽风、痰鸣,甚至昏迷等症。

[临床表现]

本病以高热、嗜睡、昏迷、惊厥、脑膜刺激征及其他神经系统症状为特征。

本病潜伏期为 4～21 日,一般为 10～14 日。整个病程 10～20 日。大多病例在起病后半日至 3 日,症状即达高峰,经 5～7 日,高热渐退,惊厥停止,昏迷逐渐转为清醒。一般在 10～15 日可渐渐恢复。少数病例症状恢复较慢,甚至 6 个月以上仍未恢复而留有后遗症。个别极为严重的病例可因呼吸衰竭、循环衰竭而造成死亡。

轻者,体温在 38℃左右,头痛及呕吐不重,无惊厥,神志清楚,多在一周内恢复。稍重者,体温在 39℃～40℃之间,伴有惊厥、呕吐、头痛等症,有轻微的意识障碍,一般在 7～10 日内恢复。重者,体温在 40℃以上,神智浅昏迷或深昏迷,躁动不安,或反复惊厥、抽搐,浅反射消失,深反射亢进或消失,甚至发生呼吸衰竭等危险症状,经 7～10 日的危险期后逐渐恢复。部分病人可留有肢体瘫痪、言语不利、精神异常等后遗症。极重者,体温急骤上升至 41℃以上,迅速出现昏迷惊厥,极易发生呼吸衰竭和循环衰竭而死亡,少数虽经抢救脱险而留有严重的后遗症。

[治　疗]

1. 治则　急性期,清热透表解毒;恢复期,养阴清热,柔肝熄风;后遗症期,益气养血,活血通络。

2. 推拿法一(急性期)

(1) 开天门:用双手拇指螺纹面,自小儿眉心交替向上,推至前发际边缘,约 50 次(见图 22)。

(2) 推坎宫:用双手拇指螺纹面,自小儿眉心沿眉毛向两旁推至眉梢,约 50 次(见图 23)。

(3) 推太阳:用食(示)、中两指螺纹面着力,自眉梢向耳前直推,约 100 次(见图 100)。

(4) 清肺经:用拇指螺纹面着力,在小儿无名(环)指螺纹面自指尖直推向指节,约 100 次(见图 31)。

(5) 清胃经:用拇指螺纹面着力,在小儿拇指掌面第一节向指根直推,约 100 次(见图 41)。

(6) 清天河水:用拇指或食(示)、中两指螺纹面,自小儿腕横纹中点向肘横纹中点直推,约 300 次(见图 48)。

(7) 推六腑:用拇指或食(示)、中两指螺纹面,自小儿肘横纹内侧缘沿前臂向腕横纹尺侧端直推,约 300 次(见图 49)。

(8) 推天柱骨:用拇指或食(示)、中指螺纹面着力,自颈后发际正中向下直推至大椎,约 100 次(见图 26)。

(9) 推脊:用拇指或食(示)、中两指螺纹面着力,自颈后大椎穴沿脊柱直推至尾椎部(长强穴),约 100 次(见图 65)。

伴神昏抽搐者,加掐人中(水沟),用拇指甲着力,掐小儿鼻唇沟上 1/3 处,3～5 次,或醒后即止(见图 115);掐十王,用拇指甲着力,掐小儿五指指甲根两端,3～5 次,或醒后即止;掐精宁(见图 55);拿肩井(见图 93);拿委中,用食(示)、中两指指端构拔膝后腘窝中两筋正中凹陷处, 3～5次(见图 116)。

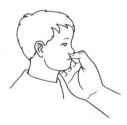　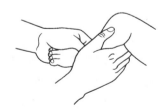

图 115　掐人中　　　　　　图 116　拿委中

3. 推拿法二(恢复期)

恢复期治法:养阴清热,柔肝熄风。

(1) 补脾经:用拇指螺纹面着力,在小儿拇指螺纹面作旋推,约 300

次(见图 28)。

(2) 补肾经:用拇指螺纹面着力,在小儿小指螺纹面作旋推,约 300 次(见图 32)。

(3) 揉小天心:用中指指端着力,在小儿掌面大、小鱼际交接处的凹陷中作揉法,约 80 次(见图 44)。

(4) 揉二人上马:用拇指指端着力,在小儿手背无名指和小指掌指关节后陷中作揉法,约,50 次。

(5) 推三关:用拇指或食(示)、中两指螺纹面着力,自小儿腕横纹桡侧端沿前臂向肘横纹外侧缘直推,约 100 次(见图 47)。

(6) 推下六腑:用拇指或食(示)、中两指螺纹面着力,自小儿肘横纹内侧缘沿前臂向腕横纹尺侧端直推,约 100 次(见图 49)。

(7) 揉精宁、威灵:用食(示)、中两指指端着力,分别在小儿掌背第二与第三掌骨间歧缝处,及第四与第五掌骨间歧缝处,揉动,约 30 次(见图 54、55)。

4. 推拿法三(后遗症期)

(1) 补脾经:用拇指螺纹面着力,在小儿拇指螺纹面作旋推,约 300 次(见图 28)。

(2) 补肺经:用拇指螺纹面着力,在小儿无名指螺纹面作旋推,约 300 次(见图 31)。

(3) 补肾经:用拇指螺纹面着力,在小儿小指螺纹面作旋推,约 300 次(见图 32)。

(4) 推三关:用拇指或食(示)、中两指螺纹面着力,自小儿腕横纹桡侧缘沿前臂向肘横纹外侧缘直推,约 100 次(见图 47)。

(5) 揉中脘:用手掌大鱼际、掌根部或中指螺纹面,在小儿脐中直上 4 寸作揉法,约 300 次(见图 102)。

(6) 揉丹田:用掌根或中指端着力,在小儿腹部脐下 2～3 寸处作揉法,约 3 分钟(见图 63)。

(7) 摇四肢:在瘫痪肢体作按、揉、拿及配合摇动肢体关节。

〔方　　药〕

1. 急性期　白虎汤合清营汤(知母 6 克、石膏 6 克、粳米 6 克、炙甘草 3 克、水牛角 15 克,生地黄 3 克、玄参 6 克、竹叶心 6 克、金银花 6 克、连翘 6 克、黄连 3 克、丹参 6 克、麦门冬 6 克),日服 3 次,每日 1 剂。

2. 恢复期　大定风珠[白芍 6 克、阿胶 3 克(另烊)、龟甲 6 克、地黄 3 克、麻仁 6 克、五味子 6 克、牡蛎 6 克、麦门冬 6 克、炙甘草 3 克、鳖甲 6 克、鸡子黄 6 克],日服 3 次,每日 1 剂。

3. 后遗症期　补阳还五汤(黄芪 6 克、当归 6 克、赤芍 6 克、川芎 3 克、地龙 6 克、桃仁 6 克、红花 3 克),日服 3 次,每日 1 剂。

[注意事项]

1. 及时做好乙脑疫苗预防接种。

2. 大力消灭蚊子,搞好卫生工作。

3. 对患儿早发现、早隔离、早治疗;对危重患儿应及时采用中西医结合措施进行抢救。

4. 注意患儿营养,保持通风环境。

三十四、小 儿 麻 痹 症

小儿麻痹症又称脊髓灰质炎,是特异性病毒所致的传染病,亦可见于成年人,但多见于 1～5 岁小儿,故有小儿麻痹症之称,常发生于夏秋季节。自 20 世纪 60 年代以来我国采用了口服小儿麻痹糖丸活疫苗,获得良好的预防效果,有些地区已接近消灭本病的发生。但在我国边远地区由于预防力量不足,偶有此病的发生。

中医学认为本病属于"痿证"、"痿躄"等范畴,《内经》云:"风痿者,四肢不用,心慧然若无病"。即为本病最早的记载。

[病　　因]

小儿麻痹症的致病体是一种微小的特异性病毒,人粪是最主要的传染源,带病毒的人是最重要的传播者。主要由饮食污染及直接接触而感染。病毒从肠道或咽部传入局部淋巴后进入血循环,若再通达中枢神经系统,就出现麻痹症。人体和环境的其他因素影响血液与中枢神经系统间屏障,如肌力疲乏、着凉、创伤、注射药物等都可能促使瘫痪发生。该病以潜伏期的末期和瘫痪前期传染性最大,一般隔离期为 40

日,患者痊愈后因血液中含有抗体而免疫。

[临床表现]

小儿麻痹症的临床表现可分为三个阶段:

1. 急性发作期或前驱期　在出现肢体瘫痪前,先有发热,食欲减退,或伴有呕吐、腹泻、咳嗽、咽红、全身不适等呼吸系和消化系症状,2～3日后常可热退,诸症消失。

2. 瘫痪前期或瘫痪期　在热退后1～6日,常可再度发热,并出现烦躁不安,易出汗,肢体疼痛等症状,几天以后逐渐出现部分肢体瘫痪。随着热度的减退,其他症状逐渐消失,瘫痪不再发展。瘫痪的特点呈弛缓型,分布不规则、不对称,常见于四肢,以下肢瘫痪常见。如果颈、胸部脊神经受损,可出现膈肌、肋间肌麻痹。延髓受损时可发生咽部肌群麻痹,出现呼吸障碍等危重症状。

3. 恢复期或后遗症期　瘫痪有自动恢复的趋势,热退以后1～2周,开始逐渐恢复。恢复的快慢常与神经受损程度有关,重症在6～18个月内如不能完全恢复,常遗留残余症状,称为后遗症。这时肌肉明显萎缩,肢体常出现各种畸形,如口眼歪斜,脊柱侧凸、肩关节如脱臼状、膝过伸、外展、足内翻、外翻马蹄足、仰趾足等畸形。

[治　　疗]

发病开始,即可在隔离情况下进行推拿治疗,以帮助缓解病情,减轻瘫痪症状;在瘫痪期进行推拿治疗,可促使小儿的功能恢复,减少后遗症;在后遗症期进行推拿治疗,虽然收效很慢,效果不理想,但也有可能使部分肢体功能得到不同程度恢复。

1. 治则　瘫痪前期发热阶段,疏散风热解毒;瘫痪期及后遗症期,行气活血,温通经络,矫正畸形。

2. 推拿法一(瘫痪前期发热阶段)

(1) 开天门:用双手拇指螺纹面,自小儿眉心交替向上,直推至前发际边缘,约50次(见图22)。

(2) 推坎宫:用双手拇指螺纹面,自小儿眉心沿眉毛向两旁分推至眉梢,约50次(见图23)。

(3) 推太阳:用拇指桡侧缘或食(示)、中指螺纹面,在小儿眉梢后的太阳穴,自前向后直推,约 100 次(见图 100)。

(4) 按风池:用拇指指端用力,按压风池穴,10～15 次(见图 96)。

(5) 清脾胃:用拇指螺纹面着力,在小儿拇指掌面,自指尖向指根处直推,约 100 次(见图 28、41)。

(6) 清肺经:用拇指螺纹面着力,在小儿无名指螺纹面自指尖直推向指节处,约 100 次(见图 31)。

(7) 推板门:用拇指桡侧缘着力,自小儿大鱼际的掌根处直推向拇指指根,约 100 次(见图 43)。

(8) 清天河水:用拇指或食(示)、中两指螺纹面着力,自小儿腕横纹中点向肘横纹中点直推,约 300 次(见图 48)。

(9) 推六腑:用拇指或食(示)、中两指螺纹面着力,自小儿肘横纹内侧缘沿前臂向腕横纹尺侧缘直推,约 300 次(见图 49)。

(10) 推天柱骨:用拇指或食(示)、中两指螺纹面着力,自颈后发际正中向下直推至大椎穴,约 300 次(见图 26)。

伴恶心、呕吐等消化道症状者,加摩中脘(见图 60);按天枢,用双手拇指端着力,在小儿腹部脐中旁开 2 寸处作按法,约 30 次;揉脐(见图 61);一指禅推或按揉脾俞(参见图 113);一指禅推或按揉胃俞(见图 113);按揉足三里(见图 103)。

兼有咳嗽、咽痛等呼吸道症状者,加揉肺俞(见图 98);分推肺俞(见图 109);拿肩井(见图 93)。

3. 推拿法二(瘫痪期及后遗症期)

(1) 揉中脘:用掌根揉小儿脐上 4 寸处,约 3 分钟(见图 102)。

(2) 揉丹田:用掌根揉小儿脐下 2 寸处,约 3 分钟(见图 63)。

(3) 按揉足三里:用拇指指端着力,按揉小儿外膝眼下 3 寸、胫骨旁开 1 寸处,约 30 次(见图 103)。

(4) 按脊:用拇指指端用力,沿小儿脊柱骨自上而下按揉,3～5 遍。

(5) 捏脊:用拇指桡侧缘顶住皮肤,食(示)、中两指前按,三指同时用力提拿肌肤,沿患儿脊柱,自下而上,双手交替捻动向前推行 3～5 次,再提拿 1 次(见图 66)。

(6) 按百会:用拇指螺纹面着力,在小儿头顶正中,两耳尖联线之中点作按揉法,约 20 次(见图 106)。

此外,瘫痪局部治疗,常用一指禅推法、揉法、滚法、拿法、摇法等。

面部 一指禅推法或揉法于攒竹、瞳子髎、颊车、地仓穴往返 5～6 次。

颈及上肢部 用一指禅推或拿法拿大椎、肩髎、肩井、臂臑、曲池、手三里、合谷等穴,各 1 分钟。

下肢部 用滚法或一指禅推法于腰部及下肢部,配合按揉肾俞、腰阳关、命门、环跳、秩边、伏兔、足三里、阳陵泉、委中、承山、解溪等穴,往返约 15 分钟。

面部瘫痪者,推拿法参见"面神经麻痹"。

肢体瘫痪者,推拿法常见"脑性瘫痪"。

[方　药]

1. 前驱期 葛根芩连汤(葛根 6 克、黄芩 3 克、黄连 3 克、炙甘草 3 克),日服 3 次,每日 1 剂。

2. 瘫痪期 羌活胜湿汤合三妙丸(羌活 6 克、独活 6 克、川芎 6 克、蔓荆子 6 克、防风 6 克、藁本 6 克、苍术 6 克、黄柏 6 克、牛膝 6 克),日服 3 次,每日 1 剂。

[注意事项]

1. 对 2 个月至 7 岁的小儿给予口服小儿麻痹活疫苗进行预防。

2. 小儿麻痹症初期需隔离,一般自发病日起隔离 40 日。

3. 患儿应卧床休息,避免活动,以减少瘫痪的发生与发展。

4. 注意饮食和营养,保持室温,注意保暖。

5. 尽早推拿治疗,对功能恢复、减轻瘫痪、防止畸形有一定作用。

三十五、流　涎

流涎是指小儿口中的涎液流出而留滞于口颊旁或从口中流出,又名涎液不收,多见于 3 岁以内的小儿。经常流涎,耗伤患儿津液,但因多数患儿饮食和神气均属佳良,故往往被家长忽视。流涎的原因很多,有生理和病理因素。幼儿时期,小儿神经系统功能未发育完善,加之小儿口腔浅,故不会调节,食物刺激后因口内唾液过多而发生流涎。随着小儿年龄的增长,牙齿萌出,口腔深度增加,小儿学会用吞咽来调节过多的唾液,则这种流涎会自然消失。另外,某些神经系统疾病及口、咽黏膜炎症也能引起口涎外流。

本病属中医学"滞颐"的范畴。

［病　　因］

造成流涎的因素主要是有脾胃积热和脾胃虚寒两种。

1. 脾胃积热　由于脾胃积热,而上蒸廉泉,致廉泉不能制约而出现流涎不收,所谓"胃热则廉泉开,故涎下"。

2. 脾胃虚寒　由于脾胃虚寒,廉泉松弛,不能收摄津液,以致涎液从口中流出。

［临床表现］

以唾液外流为特征,依中医辨证分为以下两型:

1. 脾胃积热　流涎稠黏,面赤唇红,口干,大便干结,小便短赤,舌红苔腻,指纹色紫。

2. 脾胃虚寒　涎液清稀,面白唇淡,四肢不温,大便稀薄,小便清长,舌淡苔薄,指纹色红。

［治　　疗］

1. 治则　健脾收涎。

2. 推拿法

(1) **揉廉泉**:用中指指端在患儿舌骨体上缘的中点处作揉法,约200次。

(2) **揉承浆**:用中指指端在患儿颏唇沟的中点作揉法,约200次。

(3) **揉中脘**:用中指指端或掌根在患儿脐上4寸处作揉法,约100次(见图102)。

(4) **按揉足三里**:用拇指指端按住患儿外膝眼下3寸、胫骨外旁开1寸处作按揉法,约100次(见图103)。

脾胃积热者,加清胃经(见图41);清大肠(见图38);推六腑(见图49)。

脾胃虚寒者,加补脾经(见图28);补大肠(见图38);推三关(见图47);揉外劳宫(见图101);捏脊(见图66)。

［方　药］

1. 脾胃积热　平胃散（苍术、厚朴、陈皮、甘草），日服 3 次，每次 1.5 克。

2. 脾胃虚寒　温脾汤（大黄 3 克、附子 3 克、甘姜 3 克、太子参 6 克、甘草 3 克），日服 3 次，每日 1 剂。

［注意事项］

若流涎是由于口腔、咽部黏膜炎症而引起，则须当治疗原发病。

三十六、汗　证

小儿为纯阳之体，肤薄娇柔，腠理未密，故较成人易于汗出。汗证是指不正常出汗的一种病证，以全身或局部无故出汗很多，甚至大汗淋漓为特征。多发生于 5 岁以下小儿。本病证预后良好，小儿汗证中有自汗、盗汗之分。睡中出汗，醒即汗止者，称盗汗；不分寤寐，无故汗出者，称自汗。若汗出过多，又兼有其他症状者，则属病态，不属于自汗、盗汗的范畴。

现代医学认为汗液是由汗腺所分泌，而汗腺的分泌功能与交感神经的兴奋性有直接联系，凡有不同原因使交感神经兴奋性增高，即可引起多汗。如常见的低血钙、低血糖、肾上腺素增高均可使交感神经兴奋而致多汗。

［病　因］

本证主要由于阳气虚弱，卫外不固；或阴虚火盛，津液妄动，而致汗液外泄。

1. 自汗　小儿脏腑娇嫩，形气未充，若先天禀赋不足或后天失调，致卫外阳气不足，腠理不密，不能固摄，而引起自汗频频。

2. 盗汗　小儿素体阴虚，或久病伤阴，或后天失调，心阴不足，虚火内生，而迫汗外泄。

［临床表现］

1. 自汗　自汗频频，动则尤甚，面色㿠白，气短声低，全身无力，纳少便溏，肢体欠温，舌淡苔薄，脉细无力。

2. **盗汗**　盗汗频作,睡则汗出,醒则汗止,午后潮热,颧红身热,五心烦热,溲赤便干,舌红苔剥,脉细数。

〔治　　疗〕

1. **治则**　自汗,补阳益气,固表敛汗;盗汗,滋阴清血摄汗。

2. **推拿法一(自汗)**

（1）补脾经:用拇指螺纹面着力,在小儿拇指螺纹面作旋推,约 300 次(见图 28)。

（2）补肺经:用拇指螺纹面着力,在小儿无名(环)指螺纹面作旋推,约 300 次。

（3）补肾经:用拇指螺纹面着力,在小儿小指螺纹面先从指尖推向指根 100 次,再作旋推 300 次(见图 32)。

（4）揉肾顶:用拇指螺纹面着力,揉小儿小指顶端,约 300 次(见图 35)。

（5）揉中脘:用手掌大鱼际、掌根部或中指螺纹面,在小儿脐中直上 4 寸处作揉法,约 300 次(见图 102)。

（6）摩脐:用手掌掌面或四指指面着力,在小儿脐部作摩法,约 5 分钟(见图 60)。

3. **推拿法二(盗汗)**

（1）补肾经:用拇指螺纹面着力,在小儿小指螺纹面旋推,约 300 次(见图 32)。

（2）揉肾顶:用拇指螺纹面着力,揉小儿小指顶端,约 300 次(见图 35)。

（3）揉二人上马:用拇指指端着力,在小儿手背无名(环)指和小指掌指关节后陷中作揉法,约 50 次。

（4）揉小天心:用中指指端着力,在小儿手掌大、小鱼际交接处凹陷中作揉法,约 50 次(见图 44)。

（5）分阴阳:用双手拇指指面着力,自腕横纹中点向两侧分推,约 100 次(见图 46)。

（6）推三关:用拇指或食(示)、中两指螺纹面着力,自小儿腕横纹桡侧端沿前臂向肘横纹外侧端直推,约 300 次(见图 47)。

(7) 揉肾俞：用双手食（示）、中两指端着力，分别在小儿第 2 腰椎棘突下两侧旁开 1.5 寸处作揉法，约 50 次（参见图 114）。

[方　　药]

1. 自汗　玉屏风散合牡蛎散（党参、黄芪、白术、防风、牡蛎、浮小麦、麻黄根），日服 2 次，每次 1.5 克。

2. 盗汗　补肺汤合当归六黄汤（熟地 6 克、五味子 6 克、人参 3 克、黄芪 6 克、黄连 3 克、黄柏 3 克、当归 6 克、生地 6 克），日服 3 次，每日 1 剂。

[注意事项]

1. 注意患儿护理，勤换衣服被褥，保持患儿皮肤干燥。

2. 避免汗出受风，防止感冒。

3. 多给患儿饮水，保持体内水液平衡。

4. 注意营养食物的摄入，保证代偿之需。

三十七、佝　偻　病

佝偻病即指因维生素 D 缺乏，造成婴幼儿时期以骨骼生长、发育缓慢为特征的一种慢性营养性疾病。佝偻病多见于 3 岁以下的小儿，尤以 6～12 月之内的乳婴儿发病率高。本病虽然很少危及生命，但因发病缓慢，易被忽视，一旦出现明显症状，机体抵抗力低下，容易并发肺炎、腹泻等严重疾病。

中医学文献对本病的描述很多，可见于有关五迟（立迟、行迟、发迟、齿迟、语迟）、五软（头软、手软、足软、口软、肌肉萎软）、解颅、鸡胸等证的记载中，主要与脾肾亏虚有关。

[病　　因]

维生素 D 缺乏是本病的主要原因，常因日光紫外线照射不足，或小儿生长过快，或摄入含有维生素 D 的食物（如肝类、牛奶、蛋黄等）过少，均会导致小儿体内维生素 D 的缺乏，从而引起钙、磷代谢失常，影响小儿的骨骼发育，造成佝偻病的发生。

中医学认为本病主要由于小儿先天禀赋不足、后天哺养失调，以致脾肾亏损,骨质柔弱而发生。肾为先天之本,主骨髓;脾为后天之本,主运化,为气血生化之源。若脾肾亏虚,则气血不足,骨髓不充,肉萎骨软而生五迟、五软、鸡胸等症。

[临床表现]

1. 初期 常见神经精神症状,如烦躁不安、夜啼、多汗、不活泼、枕部发痒、线状脱发,约2～4周,骨骼变化尚不明显。

2. 活动期 肌腱及肌肉松弛,肌张力低下,腹部膨隆,消化不良,并出现骨骼方面的变化,如囟门迟闭、方颅、出牙迟、鸡胸、"手镯、脚镯"现象,出现"O"形腿、"X"形腿,脊柱弯曲等畸形。

3. 静止期(又称恢复期) 病轻者治疗得当可恢复,重者可留有不同程度的残余体征。如方头、胸廓肋骨外翻及四肢畸形、扁平足等。

[治 疗]

1. 治则 培补脾肾,通调脏腑。

2. 推拿法

(1) 补脾经:用拇指螺纹面着力,在小儿拇指螺纹面作旋推,约300次(见图28)。

(2) 揉小天心:用中指端着力,在小儿手掌的大、小鱼际交接处凹陷中作揉法,约50次(见图44)。

(3) 推三关:用拇指或食(示)、中两指螺纹面着力,自小儿腕横纹桡侧缘沿前臂桡侧向肘横纹桡侧端直推,约300次(见图47)。

(4) 揉中脘:用掌根或食(示)、中、无名(环)三指指端着力,在小儿脐穴上4寸处作揉法,约3分钟(见图102)。

(5) 摩丹田:用掌面或食(示)、中、无名(环)三指指面着力,在小儿脐下2寸作摩法,约3分钟(见图60)。

(6) 捏脊:用拇指桡侧缘顶住皮肤,食(示)、中两指前按,三指同时用力提拿肌肤,沿患儿脊柱,自下而上,双手交替捻动向前推行3～5次,再提拿1次(见图66)。

(7) 按揉脾俞:用拇指或食(示)、中指螺纹面着力,分别在小儿背部第十一椎胸棘突下两侧旁开1.5寸处作按揉法,约50次(参见图113)。

(8) 按揉胃俞:用拇指或食(示)、中指螺纹面着力,分别在小儿背部第十二胸椎棘突下两侧旁开 1.5 寸处作按揉法,约 50 次(见图 113)。

(9) 按揉肾俞:用拇指或食(示)、中指螺纹面着力,分别在小儿背部第二腰椎棘突下两侧旁开 1.5 寸处作按揉法,约 50 次(参见图 113)。

(10) 擦八髎:用掌根或小鱼际着力,在小儿骶部作擦法,以温热为度。

(11) 按揉足三里:用拇指螺纹面着力,在小儿外膝眼下 3 寸、胫骨旁开 1 寸处作按揉法,约 60 次(见图 103)。

(12) 按揉三阴交:用拇指螺纹面着力,在小儿内踝高点上 3 寸处作按揉法,约 60 次(见图 105)。

对于肢软行立不便及鸡胸、脊柱畸形等症的患儿,除用上述方法外,应酌加局部手法,如按揉局部、揉关节等,帮助纠正畸形。

[方 药]

1. 初期 扶元散(人参 3 克、白术 6 克、茯苓 6 克、熟地 6 克、茯神 6 克、黄芪 6 克、山药 6 克、炙甘草 3 克、当归 6 克、白芍 6 克、川芎 3 克、菖蒲 6 克、生姜 3 克、大枣 5 枚),日服 3 次,每日 1 剂。

2. 后期 河车大造丸(紫河车、龟甲、熟地、人参、天门冬、麦门冬、牛膝、杜仲、黄柏、砂仁、茯苓),日服 2 次,每次 1.5 克。

[注意事项]

1. 注意孕妇保健,宜作适当的户外活动,多晒太阳。

2. 提倡母乳喂养,及时添加辅食,保证婴儿营养。

三十八、多 动 症

儿童多动综合征为儿童时期慢性行为改变与学习困难的常见原因之一,以行为(如动作过多)、性格的改变、注意力不集中、情绪波动为突出症状。这种小儿智能正常或接近正常。学习上的困难常由于动作过多及注意力不集中而引起。以男孩为多见。

[病 因]

发病原因尚不明。可能与遗传、脑内单胺类代谢障碍、脑部器质性病变、环境、教育、心理等因素有关。

[临床表现]

1. 临床症状

(1) 动作过多：上课时手脚不停地做小动作，严重者上课时在教室内乱跑乱窜，高声尖叫，根本不考虑课堂秩序。课后于户外可有些危险行为。青春期后动作过多逐渐消失。个别孩子可有动作笨拙。

(2) 注意力不集中：上课时注意力不集中可与动作过多同时存在，或外表上安静实则胡思乱想，听而不闻。做事虎头蛇尾，对有兴趣之事注意力可集中一小段时间。

(3) 学习上困难，考试成绩常上下波动较大。

(4) 情绪呈冲动性不能自我控制，易于激动、不安、好惹人，以"皮大王"著称。个别小儿可出现听、视觉障碍，且不能分辨相似的声音。

2. 临床检查

(1) 神经系统检查：常无明显异常发现，少数病例有动作笨拙或不协调（儿童校对试验及翻手试验阳性），偶有锥体束征。

(2) 脑电图检查：可有轻度到中度异常，但无特征性。

[治　疗]

1. 治则　宁心安神。

2. 推拿法

(1) 补脾经：用拇指螺纹面在小儿拇指螺纹面处作旋推，约 300 次（见图 28）。

(2) 揉内关：用拇指螺纹面在小儿腕横纹上 2 寸，掌长肌腱与桡侧腕屈肌腱之间作揉法约 100 次。

(3) 揉神门：用拇指螺纹面在小儿腕横纹尺侧端处作揉法，约 100 次。

(4) 按揉百会：用拇指螺纹面在小儿头顶正中线两耳尖连线的交叉点作按揉法，约 100 次（见图 106）。

(5) 摩腹：用食(示)、中、无名指指面或手掌按住小儿腹部作抚摩，约 5 分钟（见图 60）。

(6) 按揉足三里：用拇指螺纹面按住小儿外膝眼下 3 寸、胫骨外旁开 1 寸处作按揉法，约 100 次（见图 103）。

(7) 推、揉心俞：一指禅推或指揉小儿背部第五胸椎棘突下两侧旁开 1.5 寸处，约 300 次。

(8) 推、揉肾俞：一指禅推或指揉小儿背部第二腰椎棘突下两侧旁开 1.5 寸处，约 300 次（参见图 113）。

(9) 推、揉命门：一指禅推或指揉小儿背部第二腰椎棘突下，约 300 次。

(10) 捏脊：用拇指桡侧缘顶住皮肤，食（示）、中两指前按，三指同时用力提拿肌肤，沿患儿脊柱，自下而上，双手交替捻动向前推行 3～5 次，再提拿 1 次（见图 66）。

(11) 擦督脉、膀胱经第一侧线：用小鱼际沿小儿脊柱及脊柱旁开 1.5 寸处，分别作上下直擦，以温热为度（见图 110）。

［方 药］

甘麦大枣汤（甘草 3 克、小麦 9 克、大枣 5 枚）。日服 2 次，每日 1 剂。

［注意事项］

1. 对儿童多动综合征患儿应采取综合措施。对患儿要进行个别、耐心反复的心理指导，患儿稍有进步应予以鼓励。并抓紧学业的辅导，提高孩子的自信心。切不可歧视患儿，尤其不能责打他们，以免加重精神创伤。

2. 对一些症状严重的患儿需要在医生严格指导下给予利他林和苯丙胺进行治疗。

三十九、情 感 交 叉 症

情感交叉症是指患儿有时出现摩擦会阴部（外生殖区）的习惯性动作。多发生于 6 个月以上的婴幼儿。

中医学认为本病属"相火证"范畴，是由于肾虚不固，心不摄肾，心肾不交所致。

［病 因］

病因病理不明。有人认为这种动作是小儿自我安慰的一种表示，发病原因可能是先有局部刺激，如：女孩先有外阴部湿疹或炎症、蛲虫感染;男孩可因包茎引起包皮发炎、发痒而摩擦,亦可因裤子太紧,于此基础上发展成为习惯性动作。

［临床表现］

患儿两腿骑跨于椅背、椅座边缘,或其他物体上进行反复摩擦动作;或两腿内收交叉进行摩擦,此时小儿与周围事物脱离精神接触,两颊泛红,两眼凝视,有时额部或全身微汗。常于同一条件下发生,如睡前或醒后、当大人将患儿抱起改变体位时,动作即可停止。

临床检查无阳性体征和器质性病变。多发生于 6 个月以上的婴幼儿。

［治　疗］

1. 治则　清心平肝,补益脾肾,通调脏腑。

2. 推拿法

(1) 清心经:用拇指螺纹面沿小儿中指末节螺纹面,向指节方向直推,约 300 次(见图 30)。

(2) 清肝经:用拇指螺纹面沿小儿食(示)指的螺纹面,向指节方直推,约 300 次(见图 29)。

(3) 补脾经:用拇指螺纹面在小儿拇指的螺纹面处,作顺时针方向旋推,约 300 次(见图 28)。

(4) 补肾经:用拇指螺纹面在小儿小指的螺纹面处,作顺时针方向旋推,约 300 次(见图 32)。

(5) 揉气海:用中指或大鱼际在小儿脐下 1.5 寸处作揉法,约 100 次。

(6) 揉丹田:用掌根或大鱼际在小儿脐下 2 寸处作揉法,约 100 次(见图 63)。

(7) 揉足膀胱:用拇指螺纹面着力,在小儿双下肢内收肌处箕门穴部,作揉法,约 2 分钟(见图 70)。

(8) 按揉百会:用拇指按住小儿头顶正中线两耳尖连线交叉点作按揉法,约 100 次(见图 106)。

(9) 推、揉脾俞:一指禅推或指揉小儿背部第十一胸椎棘突下两侧旁开 1.5 寸处,约 300 次(参见图 113)。

（10）推、揉肾俞：一指禅推或指揉小儿背部第二腰椎棘突下两侧旁开 1.5 寸处，约 300 次（参见图 113）。

（11）捏脊：用拇指桡侧缘顶住皮肤，食（示）、中两指前按，三指同时用力提拿肌肤，沿患儿脊柱，自下而上，双手交替捻动向前推行 3～5 次，再提拿 1 次（见图 66）。

［方　药］

菟丝子散（菟丝子、鸡内金、肉苁蓉、牡蛎、附子、五味子），日服 2 次，每次 1.5 克。

［注意事项］

1. 家长应寻找其致病局部原因，并及时处理。

2. 晚上使孩子疲倦后才上床入睡，晨醒后即令起床，以消除重复习惯性动作的机会。

3. 盖被不能太厚，裤子不能太紧、太小。如看到患儿作此动作，家长不要训斥小孩，要若无其事地将小儿抱起，并将注意力吸引到有兴趣的其他方面。

四十、癫　痫

癫痫，又称痫证，是儿科较常见的一种疾病。临床上以突然仆倒，昏不知人，四肢抽搐，两目直视，或有鸣声，醒后神清如常人。本病具有突然性、短暂性、反复发作的特点。

现代医学认为癫痫是一种阵发性、暂时性脑功能失调的疾病，多由脑部的器质性病变，或代谢紊乱，或中毒性疾病等原因引起，也有与遗传因素有关。临床分为原发性和继发性两种，可有多种类型，如大发作、小发作、精神运动型、局限型等类型。

［病　因］

小儿癫痫的成因，既有先天因素，又有后天因素；既有内因，又有外因。内因主要是先天禀赋，以及"胎惊"；外因则是惊、风、痰、热，以及劳倦、跌仆颅脑损伤、虫证等。其中以小儿先天禀赋及风、痰等原因为主，病及肝、脾、肾等脏。若小儿先天禀赋不足，易感外邪内伤；或乳食不当,脾胃湿聚成痰;或情志刺激,肝郁不舒,导致肝、脾、肾等脏气失调,骤然阳升风动,痰气上涌,闭阻络窍,而致神志不清,抽搐成痫。

［临床表现］

临床上可分为发作期及间歇期。

1. 发作期　突然昏倒,人事不知,面色或青或白,口吐涎沫,喉中异声作响,手足抽搐,片刻即醒,醒后如常人;或伴有头昏,饮食睡眠如常,二便无异,舌淡苔白滑,脉弦滑。严重者昏倒时间较长,且发作频繁,常影响正常的睡眠与饮食。

2. 间歇期　若发作次数多,病程年久,则平素神疲乏力,面色无华,时时眩晕,食欲欠佳,智力迟钝,腰膝酸软,睡眠不宁,大便稀薄,舌淡苔薄,脉细无力。

［治　　疗］

1. 治则　清肝熄风,豁痰定痫。

2. 推拿法

(1) 清肝经:用拇指螺纹面着力,在小儿食(示)指螺纹面自指尖向指节处直推,约 100 次(见图 29)。

(2) 补脾经:用拇指螺纹面着力,在小儿拇指螺纹面作旋推,约 300 次(见图 28)。

(3) 揉小天心:用中指螺纹面着力,在小儿手掌大、小鱼际交接处凹陷中作揉法,约 50 次(见图 44)。

(4) 推板门:用拇指桡侧着力,在小儿大鱼际自掌根直推向指根,约 100 次(见图 43)。

(5) 揉一窝风:用拇指指端着力,在小儿掌背腕横纹中点凹陷处作揉法,约 50 次(见图 56)。

(6) 推运内八卦:用拇指螺纹面着力,在小儿掌心四周的内八卦穴作运推法,约 50 次。

(7) 揉丰隆:用拇指端着力,在小儿外踝高点上 7 寸、胫骨外 1 寸处作揉法,约 50 次。

(8) 揉足三里:用拇指端着力,在小儿外膝眼下 3 寸、胫骨外 1 寸处作揉法,约 50 次(见图 103)。

若昏迷者,加掐人中(见图 116);按百会(见图 106)。

若间歇期脾肾亏虚者,加补肾经(见图 32);一指禅推或指揉小儿背部第十一胸椎棘突下两侧旁开 1.5 寸脾俞处,约 300 次(参见图 113);按揉胃俞(见图 113);一指禅推或指揉小儿背部第二腰椎棘突下两侧旁开 1.5 寸肾俞处,约 300 次(参见图 113);揉中脘(见图 102);捏脊(见图 66)。

[方 药]

1. 发作期

(1) 轻症:千金龙胆汤(龙胆草 6 克、钩藤 3 克、赤芍 6 克、黄芩 6 克、柴胡 6 克、生甘草 3 克、茯苓 6 克、大枣肉 6 克、桔梗 3 克、蜣螂 6 克、大黄 3 克),日服 3 次,每日 1 剂。

(2) 重症:羚羊钩藤汤(羚羊角 1.5 克吞服、桑叶 6 克、川贝 6 克、鲜生地 6 克、钩藤 3 克、菊花 6 克、白芍药 6 克、生甘草 3 克、鲜竹茹 6 克、茯神 6 克),日服 3 次,每日 1 剂。

2. 间歇期 定痫丸合河车八味丸[人参 3 克、漂白术 6 克、白云苓 6 克、真广皮 6 克、法半夏 3 克、石菖蒲 6 克、白当归 6 克、青化桂 6 克、杭白芍 6 克、白蔻仁 6 克、南木香 6 克、真龙齿 6 克、赤金箔 6 克、镜面砂 3 克、紫河车 6 克、地黄 3 克、丹皮 6 克、大枣 5 枚、茯苓 6 克、泽泻 6 克、山药 6 克、麦门冬 6 克、五味子 6 克、肉桂 3 克、熟附片 3 克、鹿茸 1.5 克(另服)],日服 3 次,每日 1 剂。

[注意事项]

1. 注意孕期保健,分娩时注意保护胎儿,避免损伤颅脑。

2. 及时防治小儿高热惊风,避免惊吓等精神刺激,免除诱发因素。

3. 注意对患儿的开导,增强其治疗信心。

4. 发作时使患儿侧卧,保持呼吸道通畅,痰涎排出,并保护唇舌不使咬伤。

四十一、面神经瘫痪

面神经瘫痪是指因茎乳突孔内面神经急性非化脓性炎症而使面神

经周围性瘫痪,又称贝尔(Bell)麻痹。多为一侧性。

中医学认为本病属"面瘫"或"口眼㖞斜"范畴。多由于气血虚弱或外感风寒之邪,使经脉气血凝滞而不能濡养筋脉而发病。

[病　　因]

本病病因未明,一般认为是面神经本身或外周病变所致。可因带状疱疹病毒感染、鼻咽部炎症、风湿性面神经炎或茎乳突孔内骨膜炎,使面神经受压而致麻痹。

病理变化的早期主要为面神经水肿、髓核和轴突有不同程度的变性,也可以有萎缩。

[临床表现]

1. 临床症状　急性起病,常于清晨洗漱时发现口角㖞斜,病初可有下颌角或耳后疼痛,面部表情肌瘫痪,食物易残留于患侧齿颊间,可伴有味觉减退、唾液分泌障碍、听觉过敏、泪腺分泌功能障碍等。

2. 临床检查　口角歪向健侧,露齿或哭笑时更明显,鼻唇沟变浅,嘱患儿闭目时,可从睑裂窥见眼球向上、外方转动(贝尔征),患侧不能做皱额、蹙眉、闭目、鼓腮及吹口哨等动作。

[治　　疗]

1. 治则　活血祛风通络。

2. 推拿法

(1) 推鱼腰:用一指禅偏峰推法推小儿眉毛的中心处,约 300 次。

(2) 推太阳:用一指禅偏峰推法推小儿眉梢与目外眦之间向后约 1 寸处凹陷中,约 300 次。

(3) 推下关:用一指禅偏峰推法推小儿耳前方,颧弓之下,颧弓与下颌切迹的凹陷处,约 300 次。

(4) 推颊车:用一指禅偏峰推法推小儿下颌角前方约一横指处,约 300 次。

(5) 推人中:用一指禅偏峰推法推小儿鼻唇沟 1/3 处,约 300 次。

(6) 推地仓:用一指禅偏峰推法推小儿口角旁 0.4 寸处,300 次。

(7) 推承浆:用一指禅偏峰推法推小儿下唇沟之中处,约 300 次。

(8) 擦面部:用小鱼际在小儿面部作上下直擦,以温热为度。

（9）拿风池：用拇指与食（示）、中指对称用力，提拿小儿胸锁乳突肌和斜方肌之间处，约5次（见图96）。

（10）拿合谷：用拇指与食（示）、中指对称用力，拿捏小儿健侧手背第一与第二掌骨之间处，约5次（见图99）。

［方　药］

牵正散加减（白附子、僵蚕、全蝎），日服2次，每次1.5克。

［注意事项］

1. 手法操作时宜轻柔，防止擦破表皮。

2. 急性期应注意保护角膜，可用眼罩。

3. 本病预后较好，轻型的2～3周后开始恢复，于1～2月内可完全恢复。若在6个月以上尚未恢复，则完全恢复的可能性不大。

4. 要注意面部保暖，以加速康复。

四十二、脑 性 瘫 痪

脑性瘫痪是指由不同原因引起的，非进展性脑病变所致的运动功能障碍。常伴有智能落后、抽搐及其他方面的症状。早产儿较多见。

中医学认为该病属"五迟"范畴。《医宗金鉴·幼科心法》云："小儿五迟之病，多因父母气血虚弱，先天有亏，致儿生下筋骨软弱，行步艰难，齿不速长，坐不能稳，皆肾气不足之故。"

［病　因］

引起脑瘫的病因以围生（产）期各种原因引起的缺氧为常见，其次为由于难产、产伤、头颅外伤、脑血管疾病或全身出血性疾病引起的颅内出血。胎内及出生后中枢神经系统感染亦为病因之一，其他有先天性脑发育异常、新生儿核黄疸等。通过CT检查常可发现潜在病变，如血肿、囊肿、发育畸形等。

［临床表现］

根据运动障碍表现，临床将大脑瘫痪分为痉挛型、运动障碍型、共济失调型及混合型。

患儿多哭，易激惹、嗜睡、掣跳、吸吮及吞咽困难，抬头和坐立困难，运动发育迟缓,步态不稳,动作笨拙,四肢运动不均衡、不协调,或手足徐动、舞蹈样动作。

肢体强直、四肢抽搐,肢体瘫痪。2～3 岁后痉挛性瘫痪的姿势更明显。截瘫者,下肢肌张力增高,扶立或行走时两膝互相靠拢摩擦或两腿呈剪刀式交叉;偏瘫者,患侧髋关节屈曲,腿内收或内转,跟腱挛缩,马蹄足,上臂内旋贴胸旁,前臂旋前,手、腕及手指屈曲,拇指内收。智力低下、语言能力低下,学习困难,听力障碍。反应迟钝、行为障碍。

［治　　疗］

1. 治则　柔肝益肾,通调经脉。

2. 推拿法

(1) 补脾经:用拇指螺纹面在小儿拇指螺纹面处作旋推,约 300 次(见图 28)。

(2) 揉中脘:用中指或掌根在小儿脐上 4 寸处作揉法,约 3 分钟(见图 102)。

(3) 揉气海:用掌根或中指在小儿脐下 1.5 寸处作揉法,约 3 分钟。

(4) 揉关元:用掌根或大鱼际在患儿脐下 3 寸处作揉法,约 3 分钟。

(5) 摩腹:用食(示)、中、无名(环)指指摩或手掌按在患儿腹部,作摩法,约 3 分钟(见图 60)。

(6) 按揉足三里:用拇指按住小儿外膝眼下 3 寸、胫骨旁开 1 寸处作按揉法,约 100 次(见图 103)。

(7) 按揉百会:用拇指按住小儿头顶正中线两耳尖联线交叉点处作按揉法,约 100 次(见图 106)。

(8) 推膀胱经:用一指禅推法推小儿背部膀胱经第一侧线上的腧穴,自上而下,往返 2 遍,重点推心俞、肺俞、膈俞、肾俞。

(9) 擦督脉、膀胱经线:用小鱼际沿患儿背部的督脉和膀胱经第一侧线,分别作直擦法,以温热为度(见图 109)。

(10) 捏脊:用拇指桡侧缘顶住皮肤,食(示)、中两指前按,三指同时用力提拿肌肤,沿患儿脊柱,自下而上,双手交替捻动向前推行 3～5 次,再提拿 1 次(见图 66)。

上肢瘫痪者,加按揉肩髃、肩髎、臂臑、曲池,用拇指分别在小儿肩髃穴(三角肌上部,肩峰与肱骨大结节之间,上臂外展平举时呈现凹陷处)、肩髎穴(肩峰外下方,肩髃穴后寸许凹陷处)、臂臑穴(三角肌下端)、曲池穴(屈肘,肘横纹外端凹陷处)作按揉法,每穴1分钟;拿上肢,用拇指和其余四指对称用力,拿小儿的上肢,自肩部至腕部,自上而下,3～5次;搓上肢,用两手掌夹住小儿肩关节,做环形搓揉,随后徐徐向下至手臂,改为前后搓转其上肢,约1分钟。

下肢瘫痪者,加按揉环跳、居髎、承扶、委中,用拇指分别在小儿环跳穴(股骨大转子与骶管裂孔连线的外1/3与内2/3交界处)、居髎穴(髂前上棘与股骨大转子连线的中点)、承扶穴(臀沟中央)、委中穴(腘窝横纹中央)、阳陵泉穴(腓骨小头前下方凹陷处)、解溪穴(足背踝关节横纹的中央),作按揉法,每穴1分钟;擦臀部及下肢,用擦法施于小儿的臀部及下肢后侧,并配合下肢后伸的被动运动,约1分钟;然后,在小儿腹股沟处及下肢前侧,配合髋关节前屈的被动运动,约1分钟;再在小儿臀及下肢外侧部,约1分钟;摇髋,用双手扶住小儿双膝,使小儿屈髋屈膝,然后作顺时针方向及逆时针方向的摇动,各3～5次;摇踝,用一手托起小儿足跟,另一手握住小儿足趾部,稍用力作拔伸动作,并在拔伸的同时作环转摇动,3～5次。

〔方 药〕

加味六味地黄丸加减〔熟地黄6克、山药6克、山茱萸6克、牡丹皮6克、茯苓6克、泽泻6克、鹿茸1.5克(另服)、五加皮6克、麝香1.5克(另冲服)〕,日服3次,每日1剂。

〔注意事项〕

1. 对患儿要加强心理卫生教育,鼓励患儿进行力所能及的活动,积极进行功能锻炼,避免因伤残而产生自卑、怪癖、孤独的异常心理状态。

2. 患儿应尽早接受推拿治疗,促使瘫痪肌肉恢复功能,或减轻肌肉痉挛。必要时还可做矫形手术以改善其功能。

3. 对体弱、运动功能严重障碍以致不能起床的患儿,更要加强护理,注意营养,预防肺炎等并发症。

四十三、婴儿手足搐搦症

婴儿手足搐搦症,多见于 1 岁内小儿,尤以 3～9 个月发病率最高,冬春季多见。主要由于维生素 D 缺乏,甲状旁腺代偿功能不足或其他多种因素的影响,致血中游离钙降低,使神经兴奋性增高,引起局部或全身肌肉抽搐。

〔病　　因〕

发病原因与佝偻病相同,但骨骼变化不明显,多有甲状旁腺代偿功能不全。血钙降低可发生于维生素 D 缺乏症初期;春夏季户外活动增多,使体内维生素 D 合成骤增(或用维生素 D 治疗之初),使未钙化的骨骼加速钙化,血钙大量沉着于骨骼,旧骨脱钙减少,肠道钙吸收又相对不足时;感染、发热、饥饿时,组织分解,磷从细胞内释出,血磷升高,使血钙下降;六个月以内婴儿;长期腹泻或梗阻性黄疸等情况下。

〔临床表现〕

1. 典型症状

(1) 惊厥:为婴儿期最常见的症状。常突然发生,持续时间短者数秒钟,长者达数十分钟。

(2) 手足搐搦:幼儿和较大儿童多见。发作时神志清,腕部屈曲,手指伸直,拇指内收足踝部跖屈,足前部内收。

(3) 喉痉挛:多见于婴儿期。

2. 隐性体征

(1) 面神经征:以指尖或叩诊锤叩击耳颧下方的面神经,同侧上唇及眼睑肌肉迅速收缩。

(2) 手搐搦征:以血压计袖带包扎上臂,加压使桡动脉搏动暂停 2～3 分钟后出现手搐搦征。

(3) 腓神经征:叩击膝外侧腓骨头上方的腓神经,可见足背屈外翻。

3. 检查　血钙常低于 1.7～1.9 毫摩尔/升,必要时查游离钙,钙剂试验性治疗也有助于诊断。妊娠期孕母小腿抽搐史是诊断重要线索。

[治　　疗]

应立即控制惊厥,迅速补钙,可同时给予维生素 D 治疗。

1. 急救处理　可用鲁米那、水化氯醛或安定等镇静剂止惊,并防止窒息,有喉痉挛时须将舌尖拉出,进行人工呼吸,必要时行气管插管。

2. 补钙剂　在使用镇静剂同时应及时补充钙剂,根据血钙水平可分别采用以下方法。

血钙 2~1.75 毫摩尔/升(8.0~7.0 毫克/100 毫升)者可予葡萄糖酸钙或乳酸钙 1.0~1.5 克/日,分 3 次口服。

血钙 1.75~1.5 毫摩尔/升(7.0~6.0 毫克/100 毫升)者则需静滴 10%葡萄糖酸钙 1 毫升/千克体重,每日 1 次。

血钙<1.5 毫摩尔/升(<6.0 毫克/100 毫升)者,可静滴 10%葡萄糖酸钙 2 毫升/千克体重,每日 2 次。

若血钙升至 1.75 毫摩尔/升以上,可改成口服。静滴速度不宜太快,否则大量钙由尿排出,影响疗效,也可因暂时性血钙太高而致心传导阻滞甚或心脏骤停。

3. 维生素 D 疗法　喉痉挛多见于婴儿期,由于喉部肌肉痉挛而出现呼吸困难和吸气性哮鸣,可用维生素 D 治疗。口服,每日 5 000~10 000 单位;肌内注射,每次 40 万单位,如必要 2~4 周可再注射 1 次。

[治　　疗]

1. 治则　疏筋解痉通脉。

2. 推拿法(在不发或少发时用)

(1) 补脾经:用拇指螺纹面着力,在小儿拇指螺纹面作旋推,约 300 次(见图 28)。

(2) 推三关:用拇指螺纹面或食(示)、中两指螺纹面着力,自小儿腕横纹桡侧沿前臂桡侧向肘横纹桡侧端直推,约 300 次(见图 47)。

(3) 揉中脘:用中指端着力,在小儿脐上 4 寸处作揉法,3~5 分钟(见图 102)。

(4) 捏脊:用拇指桡侧缘顶住皮肤,食(示)、中两指前按,三指同时用力提拿肌肤,沿患儿脊柱,自下而上,双手交替捻动向前推行 3~5

次,再提拿 1 次(见图 66)。

喉痉挛者,加抹喉旁,左手按其头,使其头略向后仰;用右手拇、食(示)两指螺纹面着力,自喉结两旁从上往下抹 3～5 分钟。

上肢痉挛者,加拿肩井(见图 93);揉一窝风(见图 56);掐揉五指节(见图 51)。

下肢痉挛者,加按百虫(见图 71);拿委中(见图 116)。

[方　药]

1. 脾虚肝旺　左归丸,每日 2 次,每次 3 克研吞。

2. 肝肾阴虚　杞菊地黄丸,每日 2 次,每次 3 克研吞。

3. 简便方

(1) 龙骨 15 克(先煎)、牡蛎 15 克(先煎)、龟甲 10 克、白芍 6 克、钩藤 6 克(后下)、鸡血藤 6 克,水煎服,每日 1 剂。

(2) 黄芪 6 克、白术 6 克、苍术 6 克、珍珠母 15 克(先煎)、五味子 3 克,水煎服,每日 1 剂。

[注意事项]

1. 惊厥发生时,应按惊厥处理要点施治,如头侧向一侧,口内放压舌板在上下齿间,给氧,吸去口腔与咽部分泌物,保持呼吸道通畅。

2. 哺乳母亲及婴儿,常到户外活动,多晒太阳。

3. 注意哺乳母亲的饮食,营养丰富全面。婴儿要及时添加辅助食品。

四十四、臂丛神经损伤

臂丛神经损伤多是指新生儿出生时,因臂丛神经损伤而引起的上肢完全或部分的弛缓性瘫痪。一般多发生于难产或滞产。臀位产多见。

中医学认为本病属"痿证"范畴。

[病　因]

臂丛神经损伤是由于胎位不正以及产钳分娩等因素,胎儿经产道时,受过度压迫、牵引,臂丛神经丛受直接压迫或过度牵拉所致。产钳位置过高,或臀牵引者手指压于锁骨上凹而非用力于胸骨柄时,也可压迫臂丛,引起本病。

[临床表现]

临床根据部位和病状分为三型。

1. 上臂型 患肢下垂,肩部不能外展,上肢呈内收、内旋位置,肘部不能弯曲,前臂旋前。

2. 前臂型 由于症状不明显,常于出生后多日才发现。手的大、小鱼际萎缩,屈指功能差,臂部感觉障碍,腕部不能随意运动,握持反映消失。如颈交感神经亦受损,则有上睑下垂,瞳孔缩小。

3. 全臂型 前臂桡侧感觉消失,患肢下垂,肩部功能障碍。

[治 疗]

1. 治则 舒筋通络,行气活血。

2. 推拿法

(1) **按揉肩髃**:用拇指按住小儿三角肌上部,肩峰与肱骨大结节之间,上臂外展平举时呈现凹陷处作按揉法,1分钟。

(2) **按揉肩髎**:用拇指按住小儿肩峰外下方,肩髃穴后寸许凹陷处作按揉法,约1分钟。

(3) **按揉臂臑**:用拇指按住小儿三角肌下端肩臑穴作按揉法,约1分钟。

(4) **按揉曲池**:用拇指按住小儿屈肘时,肘横纹外端凹陷处作按揉法,约1分钟。

(5) **拿上肢**:用拇指和其余四指对称用力,拿小儿的上肢,自肩部至腕部,自上而下,3～5次。

(6) **摇肩**:一手扶住小儿肩关节的近端,另一手握住小儿的手,然后作顺时针及逆时针方向缓缓摇动,各3～5次。

(7) **屈肘**:一手握住小儿上臂的上端,另一手握住小儿前臂的上端,作肘关节的屈伸运动,3～5次。

(8) **摇腕**:一手握住小儿前臂的下端,另一手握住小儿手掌,然后作腕关节顺时针及逆时针方向摇动,各3～5次。

(9) **搓上肢**:用两手掌夹住小儿肩关节作搓揉,随后徐徐向下至手臂,改为前后搓转其上肢,约1分钟。

大、小鱼际萎缩者,加按揉大、小鱼际,用拇指按住小儿的大、小鱼际,作按揉法,各 1 分钟。

[方　　药]

四物汤加味(当归 6 克、川芎 6 克、熟地 6 克、白芍 6 克、络石藤 6 克、忍冬藤 6 克、桑寄生 6 克),日服 3 次,每日 1 剂。

[注意事项]

1. 局部注意保暖,避免受寒。

2. 推拿手法宜轻柔,动作要协调。

3. 可嘱家长在小儿患处作中药湿热敷。

4. 本病应及早治疗,一般发病半年内治疗效果佳,如治疗半年仍无明显进步者,可能致患肢永久性障碍。

四十五、腓总神经损伤

腓总神经是在大腿下 1/3 从坐骨神经分出,在腓骨小头处转向小腿前侧,又分为腓浅神经和腓深神经。腓浅神经司感觉为主,直至足背皮肤;腓深神经司运动为主,至趾的短伸肌和第一与第二趾近足背的皮肤。腓总神经损伤是指腓总神经因受挤压、牵拉、刺激等因素造成损伤而产生的足下垂及腓总神经支配区的感觉改变。因腓总神经较表浅,比较容易受损伤,所以本病临床上较多见。

[病　　因]

小儿腓总神经损伤多数是由于臀部肌内注射药物时,因位置不当而造成的神经损伤,其次由于腓骨小头处外伤、骨折、石膏或夹板固定不当及止血带等压迫所致。

[临床表现]

1. 临床症状

(1) 足下垂:是本病的典型症状。如果是由于臀部肌内注射位置不当引起的,则注射后即患肢疼痛、不能着地行走。

(2) 足和足趾不能背伸,行走时高举患足。

2. 临床检查

(1) 小腿前侧肌肉萎缩。

(2) 足下垂并有内翻状；足不能外展、外翻；足和足趾不能背伸。

(3) 跨越步态：行走时，足尖下垂，为用力提高下肢，使髋、膝关节过度屈曲，类似马步或鸡步，亦称跨越步态。

(4) 小腿前外侧和足背感觉障碍。

［治　疗］

1. 治则　行气活血，舒经通络。

2. 推拿法

(1) **揉下肢**：在小儿患肢大腿前侧施以揉法，约 1 分钟。

(2) **按揉髀关**：用拇指指端在小儿患肢髂前上棘与髌骨外缘的连线上，平臀沟处的髀关穴作按揉，约 100 次。

(3) **按揉伏兔**：用拇指指端在小儿患肢髂前上棘与髌骨外缘连线 6 寸处作按揉法，约 100 次。

(4) **揉下肢**：在患儿患肢小腿外侧和足背处施以揉法，约 2 分钟。

(5) **按揉阳陵泉**：用拇指指端在小儿患肢的腓骨小头前下方凹陷处作按揉法，约 100 次。

(6) **按揉丘墟**：用拇指指端在小儿患肢的外踝前下方，趾长伸肌腱外侧凹陷处作按揉法，约 100 次。

(7) **按揉足三里**：用拇指指端在小儿患肢的外膝眼下 3 寸、胫骨旁开 1 寸处作按揉法，约 100 次（见图 103）。

(8) **按揉解溪**：用拇指指端在小儿患肢的踝关节前横纹中、两筋间凹陷中处作按揉法，约 100 次（见图 72）。

(9) **擦下肢**：用小鱼际在小儿患肢小腿外侧和足背部施以直擦法，以温热为度。

［方　药］

舒筋活血汤（羌活 6 克、防风 6 克、荆芥 3 克、独活 6 克、当归 9 克、续断 6 克、青皮 6 克、牛膝 6 克、五加皮 6 克、杜仲 6 克、红花 3 克、枳壳 6 克），日服 3 次，每日 1 剂。

［注意事项］

患儿行走时要防止跌跤；要注意踝关节背伸功能的锻炼。

四十六、桡骨头半脱位

小儿桡骨头半脱位又称"牵拉肘"，多发生在 4 岁以下的幼儿。本病与一般关节脱位不同，仅是桡骨小头离开了正常的位置，并无关节囊破裂。多在小儿手拉手游戏、家长给小儿穿衣或领小儿走路时过度牵拉前臂而发生本病。

［病　　因］

由于小儿桡骨头未充分发育完全，当小儿前臂被过度牵拉或在某一个角度被牵拉时，桡骨头可被环状韧带卡住，或桡骨头脱离了环状韧带，而不能自行复位，即造成本病。

［临床表现］

患侧肘部疼痛，桡骨小头处可能有压痛，但患侧肘部不会出现明显肿胀。患侧前臂置于旋前位，不肯做旋后动作，前臂不能抬举，不愿以手取物。肱骨外上髁、肱骨内上髁及尺骨鹰嘴三者的位置无异常，也无明显压痛。

［治　　疗］

1. 治则　舒筋通络复位。

2. 推拿法

（1）揉合谷：以一手在小儿患侧掌背第一与第二掌骨间处作指揉法，约 1 分钟（见图 99）。

（2）揉外关：用拇指螺纹面着力在小儿患侧腕横纹中点上 2 寸处作揉法，约 1 分钟。

（3）复位法：小儿仍取坐位，将小儿患肢逐渐屈肘到 90°，然后用一手握住患肢腕部上方，另一手把持肱骨下端和肘部，拇指放在桡骨小头外侧，然后快速地将前臂旋后，同时拇指下压桡骨小头，如感觉或听到桡骨头部有一弹响声，即复位成功（见图 117）。复位成功

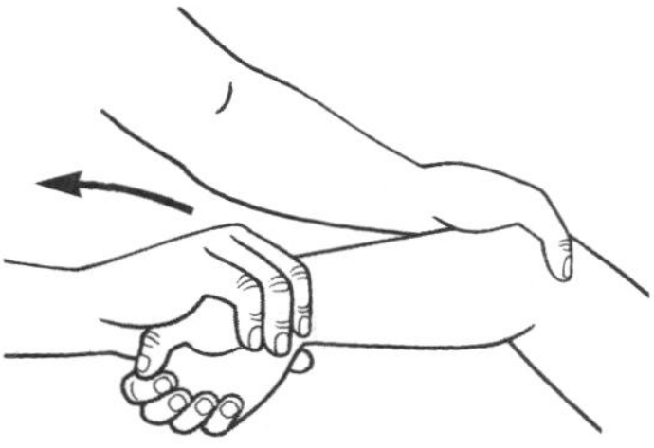

图 117　桡骨头半脱位复位法

的征象是小儿停止哭泣并开始使用患肢。

［注意事项］

1. 应嘱家长避免牵拉患肢，以防再脱位或习惯性脱位。

2. 复位后，可以让患肢在屈肘位用颈腕吊带悬挂 2～3 日，以利恢复。

四十七、寰枢关节半脱位

寰枢关节半脱位，因损伤位置较高，一旦发生，就有一定危险。本病除可因先天性关节结构异常引起之外，头颈部外伤以及颈部感染均可导致，切莫把寰枢关节半脱位的病人，当作落枕病人一样，用颈椎摇转法治疗，而发生严重后果。

中医认为是颈椎骨关节错缝，缝即隙，说明关节间隙有所移动。

［病　　因］

1. **外伤**　当头颈部突然过度的旋转引起一侧横韧带的损伤，两侧横韧带张力失调，使得第二颈椎齿状突受一侧横韧带牵拉损伤而产生半脱位。

2. **感染**　某些炎症的影响和颈椎上部感染，如扁桃体炎、咽喉炎、中耳炎等刺激邻近的颈椎，使所附着的横韧带逐渐松弛，而引起寰枢关节半脱位。

3. **先天性结构异常**　第一、第二颈椎因先天发育不全或小儿齿状突发育不完善，而导致第一与第二颈椎连接不稳定，如稍微用力旋转头部，即可发生半脱位。

［临床表现］

1. **症状**　颈部疼痛强硬，往往用双手扶住头部，不使其晃动，头部向一侧倾斜，多呈强迫体位。

2. **体征**　压痛在第一、第二颈椎处，颈部活动受限。

3. **X 线摄片检查**

张口位片：两侧关节突与齿状突的距离不等。

侧位片：寰椎前弓后缘与齿状突前缘之间的距离增大（一般儿童为

4.5 毫米）。

4. 鉴别诊断

本病需与寰椎骨折、落枕相鉴别。

（1）寰椎骨折：主要表现为，患儿常有典型撞击头部的外伤史，环枕关节处压痛明显，颈部活动受限，在 X 线片上可见骨折。

（2）落枕：主要表现为，颈项部一侧疼痛，患儿呈头向患侧倾斜，下颌转向健侧的强迫体位，X 线摄片无异常。

〔治　　疗〕

1. 治则　滑利关节，整复错缝。

2. 推拿法

坐位复位法　患儿取低坐位（以颈棘突向右偏为例），一助手站在患儿左侧，左手掌心托住患儿下颌部，另一手掌心推扶后枕部，使患儿头颈部维持略向前倾位，医者站在患儿身后，左手拇指尖顶住右侧的颈棘突，右手掌心握拿助手左手，用力沿头颈矢状轴向右上旋转（约 30°）。左手拇指向左外侧顶推颈棘突，这时往往可以听到复位声（见图 118）。

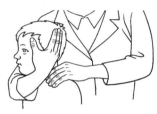

图 118　寰枢关节复位法

对惧痛、紧张者，可先行颈椎牵引。牵引后，用指揉颈夹脊 3～5 分钟，再行整复。

整复后，可用颈托或颈项包扎，行软固定。

〔方　　药〕

桃红四物汤（当归 12 克、川芎 12 克、白芍 12 克、生地 12 克、桃仁 9 克、红花 6 克），水煎服，日服 1 剂。

〔注意事项〕

1. 使用复位手法时，动作要轻柔，切忌用暴力。

2. 手法整复后，可以在颈项部扎以丝头巾或用颈托固定。

四十八、脊 柱 侧 弯

正常人的脊柱从背面观应该是直的。如果在枕骨中点到骶骨棘的连线上,脊柱向左或向右偏离这条中线,则称为"脊柱侧弯"。脊柱侧弯主要有特发性和先天性两大类。其中特发性脊柱侧弯占脊柱侧弯患者总数的 85% 以上,一般以较文静的儿童多见,发病年龄多在 8～12 岁,女孩的发病率是男孩的 8 倍。轻度的脊柱侧弯不引起任何症状,严重的畸形则可引起内脏功能紊乱,如心脏功能受损。

中医学认为本病属"龟背"范畴。《幼幼集成》云:"此证盖由禀父母精髓不足,元阳亏损者多有之。"

[病　　因]

病因病理尚不明。先天性脊柱侧弯可能与妊娠期 4～7 周时,受到母体之内外环境变化刺激有关,出生后即出现有畸形征象;特发性脊柱侧弯可能与患儿幼时缺钙、营养不良,使骨骼的生长发育受影响,以及患儿长期坐、卧姿势不良,或长期一侧背负较重的物品(如书包)等有关。

[临床表现]

1. 临床症状

(1) 轻度的脊柱侧弯患儿,自己往往无任何不舒服的感觉,仅在家长为其洗澡或换衣服时偶然发现。

(2) 较明显的患儿,可有双侧肩胛高低不一或体态畸形。

(3) 严重畸形者,可伴有活动时气促、胸闷、心悸,或消化不良、肢体麻木等。

2. 临床检查

(1) 轻症患儿,脊柱体检时侧弯不明显;严重畸形患儿,脊柱体检时可发现脊柱侧弯,或呈"S"型。

(2) X 线摄片示脊柱不同程度的侧弯。典型者呈"S"型,原发侧弯部间隙左右不等宽,椎体向凹侧倾斜及向凸侧移位,脊柱产生不同程度的旋转。轻症患儿两侧肋骨椎体角小于 20°,重者大于 40°。

[治 疗]

1. 治则 舒筋通络,矫正畸形。

2. 推拿法

(1) 揉夹脊:用掌根揉法或拇指揉法在患儿脊柱两侧 0.5 寸处的华佗夹脊,由上而下,往返揉动,约 2 分钟。

(2) 按揉肩外俞:用拇指螺纹面在小儿第一胸椎下旁开 3 寸处作按揉法,1~2 分钟。

(3) 按揉天宗:用拇指螺纹面在小儿肩胛骨冈下窝中央作按揉法,1~2 分钟。

(4) 擦骶棘肌:用小鱼际在小儿脊柱两侧的骶棘肌处作上下直擦,以温热为度。

(5) 正脊:患儿取坐位,两手交叉相扣抱住枕后部,医者站于患儿身后,用一手顶住偏歪的胸椎或腰椎棘旁,另一手从小儿腋下穿过并用手掌按住其颈项部,嘱小儿慢慢弯腰、前屈、再做最大限度的旋转扳动(见图 119)。

(6) 嘱患者作悬吊、俯撑锻炼。

[注意事项]

1. 脊柱侧弯患儿应在青春发育期前接受推拿手法治疗。对因姿势不良而引起的患儿,应嘱其家长督促纠正不良姿势。

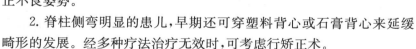

图 119 正脊法

2. 脊柱侧弯明显的患儿,早期还可穿塑料背心或石膏背心来延缓畸形的发展。经多种疗法治疗无效时,可考虑行矫正术。

3. 手法正骨后,可用特制背心加以固定。

四十九、髋关节滑囊炎

髋关节滑囊炎是指臀大肌腱膜与大转子外侧之间的臀大肌转子囊,和髂腰肌与髂耻隆起及髋关节囊之间的髂耻囊的无菌性炎症。本病常见于 10 岁以内的儿童,且以急性髋关节滑囊炎为多见。

[病　因]

髋部的滑囊较多,有臀大肌转子滑囊,坐骨结节滑囊,髂腰肌滑囊。此外,臀大肌肌腱与股骨臀肌粗隆之间有 2～3 个小滑囊。臀大肌转子滑囊位置较浅,且位于臀大肌与大转子之间,若髋关节过度活动,或受到直接或间接外伤,即可引起外伤性臀大肌转子滑囊损伤性炎症;坐骨结节滑囊位于臀大肌与坐骨结节之间,所受压力最大,久坐及局部撞击亦可导致外伤性滑囊炎;髂耻滑囊位于髂腰肌与耻骨之间,且常与髋关节囊相通,因此髋关节滑囊的病变容易引起髂腰肌滑囊炎。此外,本病亦可能与外感疾病有关。

[临床表现]

患处肿胀疼痛和压痛,不愿伸其大腿以松弛臀大肌的张力,除有髋关节疼痛外并有膝痛,行走不便或缓慢,甚至跛行、鸭行或不能直立,动则疼痛加重。若内侧扭伤,压痛点多在腹股沟部,伤肢比健肢稍有"延长"畸形;若外侧扭伤,压痛点则多在大转子后侧,早期失治,会发生"缩短"畸形。

髂耻滑囊炎时,股三角区肿胀,大腿呈屈曲强迫位,检查时将大腿伸直、外展或内旋时疼痛加剧。

[治　疗]

1. 治则　舒筋通络,活血祛瘀。

2. 推拿法

(1) 揉风市:用拇指指端按住小儿患侧大腿外侧中线、两手下垂时中指端尽处,作揉法,约 100 次。

(2) 按揉环跳:用拇指螺纹面按住小儿患侧股骨大转子与骶管裂孔连线的外 1/3 与内 2/3 交界处作揉法,约 100 次。

(3) 揉绝骨:用拇指螺纹面按住小儿患侧外踝上 3 寸、腓骨后缘绝骨穴作揉法,约 100 次。

(4) 屈髋:一手按小儿患肢内侧,一手握住小腿,扶直患肢,如患肢"延长"者则将其轻轻地内旋向上屈曲;如患肢"缩短"者则把患肢用力缓缓拔伸后再向上屈曲,无论"延长"或"缩短"都须使髋膝部尽量屈曲,然后将其患肢向下牵拉放平,与健侧相比,须两侧长短相等(见图 120)。

［方　　药］

牛蒡子汤(牛蒡子9克、白蒺藜6克、炙僵蚕6克、香白芷6克、秦艽6克、制半夏3克、桑枝6克、络石藤6克)，日服3次，每日1剂。

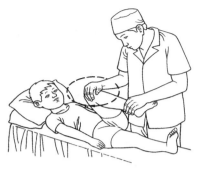

图120　屈髋法

［注意事项］

1. 治疗后须卧床休息1～2周，对于急性患儿亦可先推拿局部后再施行理筋手法。

2. 治疗期间，应减少髋部活动。

3. 注意局部保暖。

五十、臀 肌 挛 缩

臀肌挛缩是指臀肌部分纤维化，造成髋关节屈曲障碍。由于臀大肌、臀中肌和阔筋膜张肌的筋膜向下延伸与髂胫束近端相连接，臀肌挛缩时髂胫束张力也增高，故本病又称为"髂胫束挛缩"。临床上除多见于幼儿外，还可见于青壮年。绝大多数患儿有臀部反复注射抗生素或其他药物的病史。

［病　　因］

药物刺激以及注射部位的轻度感染或出血可能是小儿臀肌发生挛缩的原因。

本病的病理变化为：臀肌的各种急、慢性损伤，致使其局部组织肿胀、粘连、变性、坏死，最终纤维化而致挛缩。

［临床表现］

下肢并拢下蹲时困难，常因下蹲屈髋屈膝而身向后仰，欲跌倒；坐低凳时，双下肢分开，不能并拢，也不能将下肢屈曲内收抬高；或坐时，患侧下肢不能屈曲而使足搁于对侧下肢膝上；行走时，两膝外翻，呈八字步态，快步行走时更为明显，甚至只能横步行走；取侧卧位时，两下肢并拢困难，甚至下肢外展。患侧臀肌萎缩，严重者，臀部大转子处出现陷窝;主动屈髋困难,在髋关节屈曲内收时尤为明显,髋关节屈曲外展时则不明显;在髋关节屈曲或伸展时,在股骨大粗隆外侧可摸到粗而紧的纤维带滑动;作髋关节屈曲并内收被动活动时,可听到髋部有弹响声。

［治　　疗］

1. 治则　舒筋解挛,活血通络。

2. 推拿法

（1）**揉下肢**:在小儿患侧臀部施以揉法,并配合髋关节后伸外展动作,约3分钟。

（2）**按天应**:在小儿患侧股骨大转子后方施以按揉、弹拨法,5～7次。

（3）**按下肢**:小儿侧卧,患肢在上,从阔筋膜张肌沿髂胫束到膝部胫骨外髁施以按法,约2分钟。

（4）**按揉下肢**:患儿仍侧卧,患肢在上,从阔筋膜张肌沿髂胫束到膝部胫骨外髁施以按揉法,约2分钟。

（5）**屈髋**:小儿仰卧,一手握住小儿下肢下端,另一手推其患肢膝部作髋关节屈曲内收、内旋被动活动,3～5次(见图120)。

［方　　药］

活络效灵丹(当归、丹参、乳香、没药),日服2次,每次1.5克。

［注意事项］

1. 患侧臀部注意保暖,避免急慢性损伤。

2. 患侧臀部可配合湿热敷。

五十一、拇指腱鞘炎

小儿拇指肌腱鞘炎,又称拇长屈肌腱鞘炎,是指患儿患指不能伸屈,用力伸屈时疼痛,并出现弹跳动作的一种病证,又称"弹响指"、"扳机指"。多发于拇指,称拇指腱鞘炎,亦有单发于第二、第三指,少数患儿为多个手指同时发病。

［病　　因］

常见的病因有急性损伤,如扭伤、拉伤等,产生腱鞘内的水肿、充血和慢性劳损,使肌腱在腱鞘内较长时间的摩擦,从而使得腱鞘发生创伤性的炎性改变——变性、增生,与此同时,肌腱和滑膜也发生水肿及创伤性改变。由于增厚的腱鞘犹如束带样压迫水肿增粗的肌腱,使之呈葫芦样肿大。当肌腱通过狭窄处,就可发生弹响或交锁现象。

[临床表现]

早期常表现为晨起或疲劳后,手指活动不便,掌指关节掌侧有局限性压痛或疼痛,因小儿不能述说清楚,故早期症状往往被家长忽视。

中、后期除局部疼痛外,患儿手指的屈伸功能障碍。当肌腱活动时,则手指停留在伸直或屈曲位而产生交锁现象。如经用力推扳,能使其伸直或屈曲。而膨大部分强行挤过狭窄的腱鞘,则发生弹响。

患指的掌指关节或指间关节的掌侧压痛,并可摸到如米粒大小的结节,该结节在手指伸屈时亦随之活动。

[治　疗]

1. 治则　舒筋通络,滑利关节。

2. 推拿法

(1) 按揉天应:用拇指螺纹面在小儿患指病变部位的两侧端作按揉法,各约 1 分钟。

(2) 拨筋:用拇指指端在小儿压痛点部位作垂直肌腱方向的弹拨,15～20 次。

(3) 抹指:用拇指、食(示)指对称用力,沿小儿患指压痛之肌腱的走向作抹法,15～20 次(见图 121)。

(4) 捻指:用拇指与食(示)指对称用力,沿患指由指根向指尖方向作捻动,3～5 次(见图 122)。

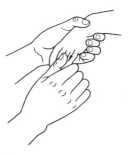

图 121　抹指

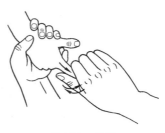

图 122　捻指

(5) 运指:用拇、食(示)指捏住患指,使患指作被动的屈伸动作,3～5次。

(6) 擦指:用拇指指面在患指病变部位及其上、下侧作擦法,以温热为度。

［方　　药］

四肢洗方(伸筋草15克、透骨草15克、防风10克、桂枝15克、苏木10克、川芎10克、威灵仙10克),水煎熏洗,每日洗2～3次。

［注意事项］

在作推拿手法治疗时,不要用力过大,以防因手法刺激量过大而产生不良反应。

五十二、肌 性 斜 颈

小儿肌性斜颈是以患儿头向患侧歪斜、前倾,颜面旋向健侧为特点。临床上,斜颈除极个别为脊柱畸形引起的骨性斜颈,视力障碍的代偿姿势性斜颈和颈部肌麻痹导致的神经性患儿外,一般是指一侧胸锁乳突肌挛缩造成的肌性斜颈。

［病　　因］

小儿肌性斜颈的病因至今未明。一般有以下几种观点:

1. 多数认为与损伤有关　分娩时一侧胸锁乳突肌因受产道或产钳挤压受伤出血,血肿机化形成挛缩。

2. 缺血性改变　认为分娩时胎儿头位不正,阻碍一侧胸锁乳突肌血运供给,引起该肌缺血性改变所致。

3. 先天所致　孕妇久坐少动,胎儿在子宫内头部向一侧偏斜所致,而与生产过程无关。

除此,还有胚胎期发育异常的说法。

本病的病理主要是患侧胸锁乳突肌发生纤维性挛缩,起初可见纤维细胞增生和肌纤维变性,最终全部为结缔组织所代替。

［临床表现］

在出生后,颈部一侧可发现有梭形肿物(见图123),以后患侧的胸

锁乳突肌逐渐挛缩紧张、突出如条索状,患儿头部
向患侧倾斜而颜面旋向健侧。少数患儿仅见患侧
胸锁乳突肌在锁骨的附着点周围有骨疣样改变的
硬块物。病程长者,患侧颜面明显小于健侧。在
晚期病例,一般伴有代偿性的胸椎侧凸。

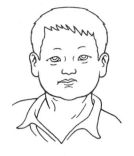

图 123　肌性斜颈

［治　疗］

1. 治则　舒筋活血,解痉通散瘀结。

2. 推拿法

（1）揉桥弓:用食(示)、
中、无名(环)三指,在小儿患侧胸锁乳突肌硬肿处
施以三指揉法,重点在有肿块处或有条索状处,约3
分钟(见图124)。

（2）拿桥弓:用拇指和食(示)、中指对称用力
拿捏患侧胸锁乳突肌,以有肿块处或有条索状处为
重点,5～7次(见图27)。

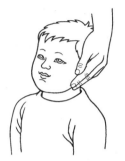

图124　揉桥弓

（3）摇颈项:一手扶患儿患侧头部上方,另一
手扶患儿下颌,使患儿颈项向患侧旋转地轻摇,3～5次(见图125)。

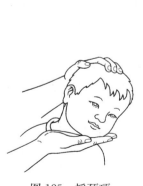

图125　摇颈项

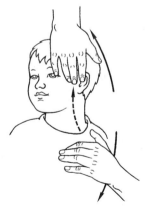

图126　扳颈项

（4）扳颈项:一手扶患儿患侧头部上方,另一手按小儿患侧肩部,
扶患儿头部的手轻轻将患儿的头推向健侧,按小儿肩部的另一手稍用

力往下压住肩部,使患儿的颈项扳向健侧,3～5 次(见图 126)。

(5) 重复揉桥弓法。

[注意事项]

1. 推拿治疗时,医者应在患儿胸锁乳突肌表面洒上些滑石粉,以避免损伤患儿娇嫩的皮肤。

2. 对于病程短而斜颈明显的患儿,应嘱其家长在患儿睡卧时可在其头部两侧,各放置一个沙袋,以纠正头部姿势。另外,嘱家长注意在日常生活中(如喂奶、怀抱等),采用与斜颈相反的方向,以帮助纠正斜颈。

3. 推拿治疗斜颈,进行得愈早效果愈好。若保守治疗 6 个月以上无明显改善者,可考虑手术矫治。

五十三、斜 视

斜视即眼位偏斜。是指两眼的视线有偏斜,不能同时指向同一目标,以致外界的物象不能落在两眼视网膜对应点上。临床上以内斜视和外斜视为多见。俗称"斗鸡眼"和"斜白眼"。

[病 因]

正常人在平视不同距离的物体时,其眼球的运动及其在眼裂中的位置,可由眼外肌调节,并受大脑皮质和皮质下中枢控制。

[临床表现]

本病以小儿双眼注视目标时,视线偏离目标为临床特点。

麻痹性斜视可骤然发生,一侧斜视多见,伴复视、头晕、眼球运动障碍、代偿性倾斜头位。

共同性斜视为逐渐发生、发展,家长常不能确定发病时间。两眼平视前方时,眼球偏于眼裂的内或外侧。经常斜视的一眼其视力常显著减退,无复视、眼球运动障碍。无头昏及代偿性倾斜头位。

[治 疗]

1. **治则** 舒筋通络,祛风明目。

2. **推拿法**

（1）揉睛明：用食（示）、中两指分别按住小儿目内眦旁 1 寸处作揉法，约 100 次（见图 127）。

（2）揉攒竹：用食（示）、中两指分别按住小儿眉头凹陷中作揉法，约 100 次。

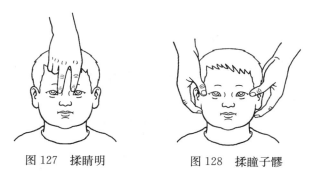

图 127　揉睛明　　　　　　　图 128　揉瞳子髎

（3）揉太阳：用两手拇指分别按住小儿眉梢和目外眦之间向后约 1 寸处凹陷中作揉法，约 100 次（见图 95）。

（4）揉瞳子髎：用两手拇指分别按住小儿目外眦外侧 0.5 寸处作揉法，约 100 次（见图 128）。

（5）揉四白：用两手拇指分别按住小儿瞳孔直下、眶下孔凹陷中作揉法，约 100 次（见图 129）。

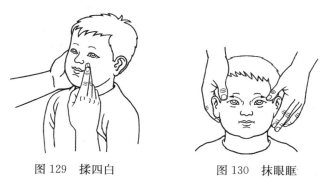

图 129　揉四白　　　　　　　图 130　抹眼眶

（6）抹眼眶：用两手拇指分别沿小儿的眼眶自内向外抹动，上下眼眶各 50 次（见图 130）。

（7）拿合谷：用拇指与食（示）、中指对称用力，拿捏小儿手背第一与第二掌骨之间,3~5 次(见图 99)。

(8) 拿风池:用拇指与食(示)、中指对称用力,按住小儿胸锁乳突肌和斜方肌之间的风池穴,3~5 次(见图 96)。

(9) 推揉肝俞:用一指禅推法或用拇指指端在小儿第九胸椎棘突下,两侧旁开 1.5 寸处作揉法,约 100 次。

内斜视者,加按揉睛明,用食(示)、中指指端着力,按揉睛明穴约 200 次(见图 127),为重点。

外斜视者,加按揉瞳子髎,用食(示)、中两指指端着力,按揉瞳子髎穴约 200 次(见图 128),为重点。

上斜视者,加按揉球后,用拇指指端着力,按揉眶下缘外 1/4 与内 3/4 交界处,约 200 次(见图 131)。

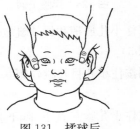 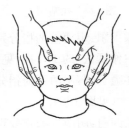

图 131　揉球后　　　　　　图 132　揉鱼腰

下斜视者,加按揉鱼腰,用拇指指端着力,按揉眉毛中心的鱼腰穴,约 200 次(见图 132)。

［方　　药］

杞菊地黄丸(熟地、山药、山茱萸、茯苓、泽泻、丹皮、菊花、枸杞子),日服 3 次,每次 1.5 克。

［注意事项］

1. 对于共同性斜视可配戴眼镜以矫正屈光异常。并可多使用斜眼,如视力已很差,则不能用此法。平时要注意用眼卫生。在手法治疗效果不佳的情况下,则应考虑手术治疗。

2. 麻痹性斜视大多与中枢神经系统的病变有关,因此推拿仅作辅助治疗。

五十四、近　　视

近视是指当眼的调节处于静止状态下,远处来的平行光线经过眼球的屈光系统作用后,物象的焦点落在视网膜前,从而导致看远模糊。但近视眼对于来自近目标的散开光线,却具有适应能力。物象仍能落在视网膜上,因此近视力并不受影响,即看近清楚。

中医学认为本病属于"能近怯远"范畴,是由于肝肾不足所致。

[病　　因]

眼球前后轴的长度,必须与眼球的屈光度相适应。如果眼球的屈光能力不能与眼球前后轴的长度相适应,使平行光线的主焦点不能准确地落在视网膜上,就会形成屈光不正。轴性近视眼是由于眼球前后轴太长,平行光线集合焦点落在视网膜前面的缘故。学龄儿童时期,由于阅读、写字时距离目标太近,或坐位姿势不好,光线过强或过弱,过度疲劳地使用目力等原因均可引起近视。由于调节痉挛性所引起的近视,称为假性近视。另外,近视可能有一定的遗传性。

[临床表现]

近视力尚可,远视模糊。双目视物易感模糊,羞明怕光。

[治　　疗]

1. 治则　舒经通络,解痉明目。

2. 推拿法

(1) 揉睛明:用食(示)、中两指分别按住小儿两侧目内眦旁 0.1 寸处,作揉法,约 100 次(见图 127)。

(2) 揉攒竹:用食(示)、中两指分别按住小儿两侧眉头凹陷中,作揉法,约 100 次。

(3) 揉天应:用食(示)、中两指分别按住小儿两侧攒竹下 0.3 寸有明显感应处,作揉法,约 100 次。

(4) 揉太阳:用两手拇指分别按住小儿两侧眉梢和目外眦之间向后约 1 寸处凹陷中,作揉法,约 100 次(见图 95)。

(5) 揉四白:用两手拇指分别在小儿目正视、瞳孔直下、眶下孔凹陷中,作揉法,约 100 次(见图 129)。

(6) 抹眼眶:用两手拇指沿小儿的上下眼眶自内向外推抹,各 50 次(见图 130)。

(7) 拿合谷:用拇指与食(示)、中两指对称用力,拿捏小儿双侧手背第一与第二掌骨之间,3～5 次(见图 99)。

(8) 拿风池:用拇指与食(示)、中两指对称用力,在小儿胸锁乳突肌与斜方肌之间,3～5 次(见图 96)。

［方 药］

杞菊地黄丸(熟地、山药、山茱萸、茯苓、泽泻、丹皮、菊花、枸杞子),日服 3 次,每次 1.5 克。

［注意事项］

1. 除采用治疗外,常做眼保健操。

2. 注意用眼卫生,改正不良的用眼习惯。

3. 积极参加体育锻炼和室外活动,对预防近视有重要的作用。

五十五、眼 睑 下 垂

眼睑下垂是指由于上睑提肌功能不全或消失,或其他原因所致的上睑部分或全部不能提起而造成的下垂状态。正常眼向正前方注视时,上睑缘只遮盖角膜的上 1/5～1/6 部分。下垂的上睑则可超过以上限度,甚而遮挡瞳孔,阻碍视线。为了克服对视力的影响,患者常昂首下视或常收缩额肌,以提高上睑,使对侧健眼的上睑亦相应高举。本病单侧或双侧均可发生,临床上一般分为先天性和后天性两大类。

中医学认为本病属"睑废"范畴。多由于先天不足,脾肾两亏,或后天失调,脾气虚弱,肝气不舒,气血不和,脉络失于宣通而致。

［病 因］

1. **先天性眼睑下垂** 是由于上睑提肌发育不完全所致,有时为家族性的。

2. **后天性眼睑下垂** 可因支配上睑提肌的动眼神经或交感神经麻痹而发生麻痹性睑下垂;或可因患重症肌无力而造成;或可因癔病造

成;或可因外伤或手术损伤,使提睑肌被切断或肌腱脱离而造成。此外,因沙眼睑板增厚或睑部肿瘤,使上睑重量增加而下垂者,称为假性眼睑下垂。

[临床表现]

眼睑下垂有先天与后天之分,有双侧或单侧之不同。

1. 先天性睑下垂　多为双侧,下垂程度不等。可合并有内眼肌麻痹、眼球震颤、无眼球、小眼球等。

2. 后天性睑下垂　麻痹性睑下垂程度轻者,仅是眼裂变小,重者为部分或全部遮住瞳孔而发生视力障碍。患儿常皱起前额皮肤、提高眉部,用前额肌开大眼裂;重症肌无力性睑下垂者,早晨起床时或休息后,下垂程度减轻,而午后、傍晚或疲劳后,下垂程度严重,常合并眼外肌运动障碍;癔病性睑下垂者,发作时双侧眼睑同时下垂,症状消失后,恢复如常;外伤性睑下垂者,有眼部外伤或手术史,常因外伤程度不同而轻重不一。

[治　疗]

1. 治则　宣通脉络,益气升提。

2. 推拿法

(1) **按揉睛明**:用拇指与食(示)指指端在小儿目内眦旁 0.1 寸处,作按揉法,约 1 分钟(见图 127)。

(2) **按揉攒竹**:用两手拇指指端在小儿眉头凹陷中,作按揉法,约 1 分钟。

(3) **按揉鱼腰**:用两手拇指指端在小儿眉毛的中点,作按揉法,约 1 分钟(见图 132)。

(4) **按揉阳白**:用两手拇指指端在小儿目正视,瞳孔直上,眉上 1 寸处,作按揉法,约 1 分钟(见图 133)。

(5) **按揉丝竹空**:用两手拇指指端在小儿眉梢处凹陷中作按揉法,约 1 分钟。

(6) **按揉瞳子髎**:用两手拇指指端在小儿目外眦外侧 0.5 寸处作按揉法,约 1 分钟(见图

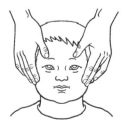

图 133　揉阳白

128)。

(7) 按揉太阳：用两手拇指指端在小儿眉梢和目外眦之间向后约 1 寸处凹陷中作按揉法，每次约 1 分钟（见图 95）。

(8) 抹眼眶：用两手拇指沿小儿的上下眼眶，自内向外推抹，约 50 次（见图 131）。

(9) 揉中脘：用中指或掌根在患儿脐上 4 寸处作揉法，约 100 次（见图 102）。

(10) 摩腹：用食（示）、中、无名（环）指指面或手掌在小儿腹部，作摩法，约 5 分钟（见图 60）。

(11) 捏脊：用拇指桡侧缘顶住皮肤，食、中两指前按，三指同时用力提拿肌肤，沿患儿脊柱，自下而上，双手交替捻动向前推行 3～5 次，再提拿 1 次（见图 66）。

(12) 擦督脉：用小鱼际沿小儿的督脉经作直擦法，以温热为度（见图 109）。

［方　　药］

加味金刚丸（萆薢 6 克、牛膝 6 克、木瓜 6 克、巴戟天 3 克、菟丝子 6 克、蜈蚣 1 条、僵蚕 3 克、全蝎 1 克、肉苁蓉 6 克、杜仲 6 克、天麻 6 克、乌贼骨 6 克、马钱子 3 克），日服 3 次，每日 1 剂。

［注意事项］

1. 预防眼部炎症，避免加重病情。

2. 注意休息，不可过于疲劳。

3. 眼睑下垂，目前尚缺乏理想的治疗方法，如经推拿 3 个月而无效者，可采取其他疗法。假性睑下垂应对因治疗。

第六章　保　健

中医历来提倡预防和保健,《内经》指出"善治者治皮毛"、"上工治未病",未病先防、既病防变是一个重要内容,依据《七略》修改而成《汉书·艺文志》中就有《黄帝岐伯按摩》十卷,此书被归于《七略·方技略·神仙类》,说明古人早就认识推拿按摩的保健作用。

儿童是我们的未来,既要培养他们成为一个热爱祖国、识大体、知荣、明耻的可用之才,还应当有一个健康的身体。

常言道"三分病、七分养",说明养生保健的重要性。小儿保健可用下列方法,这些方法是根据小儿"肺常不足"、"脾常不足"、"肾常虚"的生理特点而创立的。这些保健方法可由小儿的家长或大龄小儿自行操作,若能乐此不疲、持之以恒,必当受益匪浅。

一、养肺防感操

中医学认为小儿"皮薄肉弱","肺为娇脏",是清虚之体,抵御外邪能力差,适应外界气候变化能力弱,既易于受邪,又不耐寒热,形成了"肺常不足"的生理特点。无论外邪是从口鼻吸入,还是由皮毛侵袭人体,都会影响"主气"与"司呼吸"的功能。所以小儿疾患中,呼吸系统的急性感染占很大比例。

因此,根据小儿的解剖生理特点,进行适当地防护,显得十分重要。本节介绍的保健操,就具有宣通肺脏强身防感的功用。

1. **开天门**　64 次,或 8×8 拍(见图 22)。

2. **推坎宫**　64 次,或 8×8 拍(见图 23)。

3. **揉太阳**　64 次,或 8×8 拍(见图 95)。

4. **揉迎香**　64 次,或 8×8 拍(见图 87)。

小儿仰卧,推拿者用双手拇指螺纹面着力,或用右食(示)、中两指螺纹面着力,分别按于小儿鼻翼旁 0.5 寸迎香穴,进行揉动。

5. **拿合谷** 16 次,或 2×8 拍(见图 99)。(左、右手共 32 次,或 4×8 拍)。

6. **揉天突** 64 次,或 8×8 拍(见图 108)。

7. **擦胸** 64 次,或 8×8 拍(见图 20)。

8. **擦背** 64 次,或 8×8 拍。

9. **按风池** 16 次,或 2×8 拍(见图 96)。

10. **拿肩井** 16 次,或 2×8 拍(见图 93)。

二、健 脾 助 运 操

中医学认为脾为后天之本,是气血生化之源,胃为水谷之海,饮食入胃,依赖脾胃的消化吸收。小儿"脾常不足",脾胃功能较差,其消化吸收功能原本不足,加之小儿寒暖不能自调,又易为饮食所伤。很容易使脾胃功能失调,而出现呕吐、疳积、腹痛、腹泻等消化道疾病。

脾的功能不足,就难以营养全身,而影响肺、肾等其他脏腑功能,使小儿不能正常生长和发育。

本操依据小儿脾胃生理病理特点,着重通达脾胃,使小儿脾气健旺。

1. **揉中脘** 64 次,或 8×8 拍(见图 102)。

2. **揉脐** 64 次,或 8×8 拍(见图 61)。

3. **揉丹田** 64 次,或 8×8 拍(见图 63)。

4. **摩腹** 64 次,或 8×8 拍(见图 60)。

5. **按揉足三里** 64 次,或 8×8 拍(见图 103)。(左右足各 32 次,或 4×8 拍)

6. **捏脊** 5 遍,或 8×8 拍(见图 66)。

7. **揉脾俞** 64 次,或 8×8 拍(参见图 113)。

8. **揉胃俞** 64 次,或 8×8 拍(见图 113)。

三、补 肾 益 智 操

小儿处于生长发育的旺盛时期,年龄越小生长发育越快。

中医学认为"肾为先天之本",主人体的生长发育。小儿的健康成长,全赖肾气旺盛。且肾藏精,精生髓,髓充骨而又上通于脑,精足则令人智慧聪明。若肾虚则生长发育会受到影响,甚至出现"五迟"(齿迟、语迟、发迟、立迟、行迟),"五软"(项软、口软、手软、足软、肌软)。

小儿生长发育较快,往往肾虚而不足。为此,补肾和健脾一样,是很重要的一环。健脾可充肾之精气,肾气又能助脾运化。

补肾益智操,就是依据小儿"肾常虚"的生理特点,具有补益肾元、发人聪明之功。

1. 摩囟门　64 次,或 8×8 拍(见图 107)。

2. 揉内劳宫　左右各 64 次,或 8×8 拍(见图 111)。

3. 揉中脘　64 次,或 8×8 拍(见图 102)。

4. 揉丹田　64 次,或 8×8 拍(见图 63)。

5. 按揉三阴交　左右各 64 次,或 8×8 拍。(见图 105)。

6. 推擦涌泉　左右各 64 次,或 8×8 拍(见图 110)。

7. 捏脊　5 遍,或 8×8 拍(见图 66)。

8. 擦八髎　64 次,或 8×8 拍。

四、婴 儿 保 育 操

婴儿仰卧,家长坐其侧

1. 摩顶　64 次,或 8×8 拍。

用右手掌在婴儿头顶抚摩。

2. 开胸　32 次,或 4×8 拍。

用右手掌轻轻拍击婴儿胸部。拍时手指并拢,手掌微曲。

3. 揉脐　64 次,或 8×8 拍。

用右手手掌掌跟,在婴儿脐部作顺时针揉动。

4. 举上肢 16次,或2×8拍。

双手分别握住婴儿双腕,将婴儿双上肢分别从其体侧向上举过头顶。

5. 展上肢 16次,或2×8拍。

双手分别握住婴儿双腕,将婴儿双上肢分别从其胸前向两侧外展。

6. 摇双腕 16次,或2×8拍。

一手握婴儿右腕,轻摇8次;再摇其左腕8次。

7. 屈伸下肢 16次,或2×8拍。

双手分别握住婴儿双踝,屈伸其下肢。

8. 摇双踝 16次,或2×8拍。

一手握婴儿右踝,轻摇8次;再摇其左踝8次。

9. 拍背 32次,或4×8拍。

婴儿俯卧,家长用右手手掌轻拍婴儿背部。

10. 提举下肢 16次,或2×8拍。

一手按婴儿腰部,一手握其双踝向上提举。

五、干浴健身操

推拿保健,传统中又称为"干沐浴"、"外行动功",意即自己用手进行干浴。干沐浴方法集推拿与肢体运动锻炼于一体,有助通和脏腑气血、疏通经络,通利关节,促进身体健康和生长发育,对少儿可让其自行锻炼。

预备:思想集中,屈膝正坐,双目平视。

1. 搓手 64次,或8×8拍。

双手掌相合,摩擦。

2. 浴面 64次,或8×8拍。

用搓热之双掌,分别置于左、右面部,上下摩擦。

3. 擦鼻 64次,或8×8拍。

用双手中指指面分别于鼻两旁,上下搓摩。

4. 抹眼眶 64次,或8×8拍。

用双手食指中节桡侧缘,轮刮眼眶。

5. 搓耳　64 次,或 8×8 拍。

用双手拇、食指夹左、右耳廓,搓抹。

6. 摩顶　64 次,或 8×8 拍。

用右手食(示)、中、无名(环)指指面,在头顶部进行抚摩。

7. 运目　32 次,或 4×8 拍。

向左运,再向右运,双目微闭,然后转动眼球。

8. 擦颈项　32 次,或 4×8 拍。

先用右手掌擦右颈项部。再用左手掌擦左颈部。

9. 搅舌　32 次,或 4×8 拍。

口微闭合,用舌尖舔抹上颚,再舔抹下颚。

10. 叩齿　64 次,或 8×8 拍。

口微张开,上下齿轻轻叩击。

11. 擦胸　32 次,或 4×8 拍。

先用右手在胸部左右往返摩擦,再用左手在胸部左右往返摩擦。

12. 拍胸　32 次,或 4×8 拍。

先用右手手掌拍击左胸部;再用左手手掌拍击右胸部。拍时手指并拢,手掌微屈,在胸部自上往下进行。

13. 抹胸　32 次,或 4×8 拍。

双手分别置于左右胸部,自上而下推抹。

14. 搓胁　32 次,或 4×8 拍。

双手分别置予左右胁肋部,自后上方向前下方,往返搓摩。

15. 揉胃脘　64 次,或 8×8 拍。

左手掌置于右手背上,双掌重叠,右手掌按于胃脘部,然后在上腹胃脘部顺时针方向揉摩。

16. 揉脐　64 次,或 8×8 拍。

左手掌按于右手背上,双掌重叠,右手掌按于肚脐上,然后在肚脐部作顺时针方向揉摩。

17. 揉小腹　64 次,或 8×8 拍。

左手掌按于脐下小腹部作顺时针方向揉摩。

18. **摩全腹**　64 次,或 8×8 拍。

左手掌置于右手背上,双掌重叠,然后在腹部抚摩。

19. **推腹**　32 次,或 4×8 拍。

双手掌分别置于腹两旁,然后自上而下推抹。

20. **提肛**　32 次,或 4×8 拍。

端坐,用力收缩肛门,使肛门上提。

21. **擦腰**　64 次,或 8×8 拍。

双手掌分别置于腰的两旁,然后作上下往返摩擦。

22. **推抹上肢**　左右各 16 次,或 2×8 拍。

先用右手掌在左上肢内侧,自肩部往下推抹至腕部,再自上肢外侧腕部向上推抹至肩部;再用左手掌在右上肢内侧,自肩部往下推抹至腕部,再自上肢外侧腕部向上推抹至肩部。

23. **叩击上肢**　左右各 32 次,或 4×8 拍。

先用右手握拳,用拳之小指侧,叩击左上肢,上下往返;再用左手握拳,用拳之小指侧,叩击右上肢,上下往返。

24. **推抹下肢**　32 次,或 4×8 拍。

下肢并拢,双手置于左下肢或右下肢股部外侧,再从上往下推抹至踝部;下肢分开,双手分别置于左右下肢内侧踝部,再从下往上抹至股部。

25. **叩击下肢**　64 次,或 8×8 拍。

用双手掌掌根部着力,上下往返叩击下肢。

26. **搓足心**　左右各 32 次,或 4×8 拍。

先用右脚掌置于左足背上,然后用力搓摩右足心,再用左脚掌置于右足背上,用力搓摩左足心。

［附］ 歌 赋 选

在小儿推拿著作中,除了对小儿病证的诊断,小儿推拿穴位和手法,小儿病症推拿治疗方法有较多记述外,且在各方面以歌赋形式写出的亦不少见。这些歌赋大都内容朴实,便于学习记忆。但由于年代久远,且各家各书并不一致,有同歌而异名及同名而异歌等,特此选录于后,对同名异歌或同歌异名的依该书出版迟早而采录,以供参考。

一、小儿无患歌

孩童常体貌,情志自殊然,鼻内干无涕,喉中绝没涎。
头如青黛染,唇似点朱砂,脸若花映竹,颊绽水浮莲。
喜引方才笑,非时手不掀,纵哭无多哭,虽眠未久眠。
意同波浪静,性若镜中天,此候俱安吉,何愁疾病缠。

《小儿推拿方脉活婴秘旨全书》

按:《秘传推拿妙诀》中"看小儿无患歌"同此。

二、面部五位歌

面上之症额为心,鼻为脾土是其真,
左腮为肝右为肺,承浆属肾居下唇。

《小儿按摩经》

三、诊 脉 歌

小儿有病须凭脉,一指三关定其息,

浮洪风盛数多惊，虚冷沉迟实有积。

小儿一岁至三岁，呼吸须将八至看，

九至不安十至困，短长大小有邪干。

小儿脉紧是风痫，沉脉须至气化难，

腹痛紧弦牢实秘，沉而数者骨中寒。

小儿脉大多风热，沉重原因乳食结，

弦长多是胆肝风，紧数惊风四指掣。

浮洪胃口似火烧，浮紧腹中痛不竭，

虚濡有气更兼惊，脉乱多痢大便血。

前大后小童脉顺，前小后大必气咽，

四至洪来若烦满，沉细腹中痛切切。

滑主露湿冷所伤，弦长客忤分明说，

五至夜深浮大昼，六至夜细浮昼别，

息数中和八九至，此是仙人留妙诀。

《小儿按摩经》

按：《小儿推拿方脉活婴秘旨全书》称本歌诀为"扣脉诀歌"。

四、面上诸穴歌

心属火兮居额上，肝主左颊肺右向，

肾水在下刭所思，脾唇上下准头相。

肝青心赤肺病白，肾黑脾黄不须惑，

参之元气实与虚，补泻分明称神术。

额上青纹因受惊，忽然灰白命远巡，

何如早早求灵药，莫使根源渐渐深。

印堂青色受人惊，红白皆由水火侵，

若要安然无疾病，镇惊清热即安宁。

年寿微黄为正色，若平更陷夭难禁，

忽然痢疾黑危候，霍乱吐泻黄色泻。

鼻头无病要微黄，黄甚长忧入死乡，

黑色必当烦躁死,灵丹何必救其殃。

两眉青者斯为吉,霍乱才生黄有余,

烦躁夜啼红色见,紫由风热赤还殂。

两眼根源本属肝,黑瞳黄色是伤寒,

珠黄痰积红为热,黑白分明仔细看。

太阳青色始方惊,赤主伤寒红主淋,

要识小儿疾病笃,青筋直向耳中生。

风气二池黄吐逆,若还青色定为风,

惊啼烦躁红为验,两手如莲客热攻。

两颊赤色心肝热,多哭多啼无休歇,

明医见此不须忧,一服清凉便怡悦。

两颧微红虚热生,红赤热甚痰积停,

色青脾受风邪症,青黑脾风药不灵。

两腮青色作虫医,黄色须知是滞颐。

金匮之纹青若见,遭惊①多次不须疑。

承浆黄色食时惊,赤主惊风所感形,

吐逆食黄红则痢,要须仔细与推寻。

注:①原文作遭京,现改作遭惊。

《小儿推拿广意》

五、分补泄左右细详秘旨歌

补泄分明寒与热,左转补兮右转泄,

男女不同上下推,子前午后要分别。

寒者温之热者凉,虚者补之实者泄,

手足温和顺可言,冷厥四肢凶莫测。

十二经中看病源,穴真去病汤浇雪。

《幼科推拿秘书》

六、调 护 歌

养子须调护，看承莫纵弛；

乳多终损胃，食壅即伤脾；

衾厚非为益，衣单正所宜；

无风频见日，寒暑顺无时。

《小儿推拿广意》

七、保 婴 赋

人禀天地，全而最灵，原无夭礼，善养则存。

始生为幼，三四为小，七龆八龀，九童十稚。

惊痫疳癖，伤食中寒，汤剂为难，推拿较易。

以其手足，联络脏腑，内应外通，察识详备。

男左女右，为主看之，先辨形色，次观虚实。

认定标本，手法祛之，寒热温凉，取效指掌。

四十余穴，有阴有阳，十三手法，至微至妙。

审症欲明，认穴欲确，百治百灵，万不失一。

《幼科推拿秘书》

八、保 生 歌

欲得小儿安，常带饥与寒，肉多必滞气，生冷定成疳。

胎前防辛热，乳后忌风参，保养常如法，灾病自无干。

《幼科推拿秘书》

九、基 本 手 法 歌

上下挤动是为推，揉惟旋转不须离，

搓为来往摩无异,摇是将头与手医,

刮则挨皮稍用力,运须由此往彼移,

掐入贵轻朝后出,拿宜抑下穴上皮,

惟分两手分开划,和字为分反面题。

《推拿指南》

十、用汤时宜秘旨歌

春夏汤宜薄荷,秋冬又用木香,咳嗽痰吼加木香,麝尤通窍为良;加油少许皮润,四六分做留余,试病加减不难知,如此见功尤易。四季俱用葱姜煎汤,加以油麝少许推之。

《幼科推拿秘书》

十一、推拿代药赋

前人忽略推拿,卓溪今来一赋。寒热温平药之四性,推拿揉掐性与药同,用推即是用药,不明何可乱推。推上三关,代却麻黄肉桂。退下六腑,替来滑石羚羊。水底捞月,便是黄连犀角。天河引水,同芩柏连翘。大指脾面旋推,味同人参白术,泻之则为灶土石膏。大肠侧推虎口,何殊附子炮姜,反之为大黄枳实。涌泉右转不揉,朴硝何异,一推一揉右转,参术无差。食指为肺,功并桑皮桔梗,旋推止咳,效争五味冬花。精威拿紧,岂羡牛黄贝母。肺俞①重揉,慢夸半夏②南星。黄蜂入洞,超出防风羌活。捧耳摇头,远过生地木香。五指节上轮揉,乃祛风之苍术。足拿大敦鞋带,实定掣之钩藤。后溪推上,不减猪苓③泽泻。小指补肾,焉④差杜仲地黄。涌泉左揉,类夫砂仁藿香⑤。重揉手背,同乎白芍川芎。脐风灯火十三,恩将再造。定惊元宵十五,不啻仙丹。病知表里虚实,推合重症能生;不谙推拿揉掐,乱用须添一死。代药五十八言,自古无人道及,虽无格致之功,却亦透宗之赋。

注:① 原文中为"肺愈",今改正。

② 原文中为"半下",今改正。

③ 原文中为"朱苓",今改正。

④ 原文中为"马"字,今改正。

⑤ 原文中为"藋筑",今改正。

按:文中"食指为肺……"之意,"当为无名指为肺……"

《幼科铁镜》

十二、面部推拿次第歌

第一先推是坎宫,次推攒竹法相同。

太阳穴与耳背骨,三四全凭运动工。

还有非推非运法,掐来以爪代针锋。

承浆为五颊车六,聪会太阳七八逢。

九至眉心均一掐,循循第十到人中。

再将两耳提三下,此是推拿不易功。

《推拿捷径》

十三、推拿头面各穴歌

百会由来在顶巅,一身有此穴该全,

掐时记取三十六,寒热风寒一律捐。

轻轻两手托儿头,向里摇来廿四休,

顺气通关风热退,急惊用此不难瘳。

太阳发汗意淋淋,欲止须揉在太阳,

惟有女儿偏反是,太阴发汗太阳停。

穴自天庭与印堂,循循逐掐至承浆,

周身血脉皆流动,百病能疗法最良。

风门不是为疗风,穴在耳前缺陷中,

跪按全凭大指骨,黄蜂入洞气旋通。

耳背骨兮原属肾,推来水足自神清,

任凭抽搐惊风急,顷刻痰消厥逆平。

口眼歪斜左右边，都缘木动趁风牵，
若还口眼专偏左，一样扯将耳坠旋。
牙关穴在两牙腮，耳下方逢莫漫猜，
指用大中相对按，牙关紧闭即时开。

《推拿捷径》

十四、手臂各部推拿次第歌

虎口三关为第一，次推五指至其巅，
掌心手背如何运，八卦须分内外旋，
分到阴阳轻与重，三关六腑别寒暄，
十施手法因称大，肘部旋摇各法至。

《推拿捷径》

十五、推 拿 三 字 经

小婴儿	看印堂	五色纹	细心详
色红者	心肺恙	俱热症	清则良
清何处	心肺当	退六腑	即去恙
色青者	肝风张	清则补	自无恙
平肝木	补肾脏	色黑者	风肾寒
揉二马	清补凉	列缺穴	亦相当
色白者	肺有痰	揉二马	合阴阳
天河水	立愈恙	色黄者	脾胃伤
若泻肚	推大肠	一穴愈	来往忙
言五色	兼脾良	曲大指	补脾方
内推补	外泻详	大便闭	外泻良
泻大肠	立去恙	兼补脾	愈无恙
若腹疼	窝风良	数在万	立无恙
流清涕	风感伤	蜂入洞	鼻孔强

若洗皂	鼻两旁	向下推	和五脏
女不用	八卦良	若泻痢	推大肠
食指侧	上即上	来回推	数万良
牙疼者	骨髓伤	揉二马	补肾水
推二穴	数万良	治伤寒	拿列缺
出大汗	立无恙	受惊吓	拿此良
不醒事	亦此方	或感冒	急慢恙
非此穴	不能良	凡出汗	忌风扬
霍乱病	暑秋伤	若止吐	清胃良
大指根	震艮连	黄百皮	真穴详
凡吐者	俱此方	向外推	立愈恙
倘肚泻	仍大肠	吐并泻	板门良
揉数万	立愈恙	进饮食	亦称良
瘟疫者	肿脖项	上午重	六腑当
下午重	二马良	兼六腑	立消亡
分男女	左右手	男六腑	女三关
此二穴	俱属凉	男女逆	左右详
脱肛者	肺虚恙	补脾土	二马良
补肾水	推大肠	来回推	久去恙
或疹痘	肿脖项	仍照上	午别恙
诸疮肿	明此详	虚喘咳	二马良
兼清肺	兼脾良	小便闭	清膀胱
补肾水	清小肠	食指侧	推大肠
尤来回	轻重当	倘生疮	辨阴阳
阴者补	阳清当	紫陷阴	红高阳
虚歉者	先补强	诸疮症	兼清良
疮初起	揉患上	左右旋	立消亡
胸膈闷	八卦详	男女逆	左右手
运八卦	离宫轻	痰壅喘	横纹上
左右揉	久去恙	治歉症	并痨伤

欹弱者	气血伤	辨此症	在衣裳
人着袷	伊着棉	亦咳嗽	名七伤
补要多	清少良	人穿袷	他穿单
名五痨	肾水伤	分何藏	清补良
在学者	细心详	眼翻者	上下僵
揉二马	捣天心	翻上者	捣下良
翻下者	捣上强	左捣右	右捣左
阳池穴	头痛良	风头痛	蜂入洞
左旋右	立无恙	天河水	口生疮
遍身热	多推良	中气风	男左逆
右六腑	男用良	左三关	女用强
独穴疗	数三万	多穴推	约三万
遵此法	无不良	遍身潮	拿列缺
汗出良	五经穴	肚胀良	水入土
不化谷	土入水	肝木旺	小腹寒
外劳宫	左右旋	久揉良	嘴唇裂
脾火伤	眼泡肿	脾胃恙	清补脾
俱去恙	向内补	向外清	来回推
清补双	天门口	顺气血	五指节
惊吓伤	不计次	揉必良	腹痞积
时摄良	一百日	即无恙	上有火
下有寒	外劳宫	下寒良	六腑穴
去火良	左三关	去寒恙	右六腑
亦去恙	虚补母	实泻子	曰五行
生尅当	生我母	我生子	穴不误
治无恙	古推书	身手足	执治婴
无老方	皆气血	何两样	数多寡
轻重当	吾载穴	不相商	老少女
无不当	遵古推	男女分	俱左手
男女同	余尝试	并去恙	凡学者

意会方	加减推	身歉肚	病新久
细思详	推应症	无苦恙	

《推拿三字经》